EDITION AESCULAP

Dr. Conrad Anton Zwierlein
Dr. Leopold Großberger
Frank-Daniel Schulten

HEILWUNDER EICHE

Superfood und Naturapotheke
bei Magen-Darm-Leiden
und vielen anderen Beschwerden

EDITION AESCULAP

Die Originalausgabe erschien 1897 zu Berlin unter dem Titel „*Die Eiche und ihre Heilkraft*".

Lektorat und sprachliche Überarbeitung des Ursprungstextes: Frank-Daniel Schulten, ebenso die Übertragung der Abhandlung von Arnaldus von Villanova aus dem Frühneuhochdeutschen.

1. Auflage, Januar 2017.

www.syltheld.de
www.schulten-verlag.de.
www.fulcanelli.de.
Druck: BoD GmbH, Norderstedt.
Umschlaggestaltung: www.entwurf-satz-druck.de.

Printed in Germany.
ISBN 10: 3-932961-46-3.
ISBN 13: 978-3-932961-46-5.

INHALTSVERZEICHNIS

Wichtiger Hinweis:

Das vorliegende Buch wurde sorgfältig erarbeitet. Dennoch erfolgen alle Angaben ohne Gewähr. Autoren und Verlag bzw. dessen Beauftragte können für eventuelle Personen,- Sach,- Gesundheits- oder Vermögensschäden keine Haftung übernehmen. Die hier gegebenen Angaben verstehen sich ausschließlich als Überblick über aktuelle und historische wissenschaftliche Forschungsergebnisse und sind als Information für Interessierte und zur Weiterbildung gedacht. Es handelt sich dabei um keinerlei medizinische und therapeutische Empfehlungen, und sie sollen keinesfalls ärztlichen Rat und Hilfe ersetzen.

DIE EICHE UND IHRE HEILKRAFT

Nach den besten Quellen sowie nach 48-jährigen, eigenen praktischen Erfahrungen dargestellt von

Dr. Konrad Anton Zwierlein,
Medizinaldirektor, Hofrat und Mitglied mehrerer gelehrter Gesellschaften

Neu bearbeitet
und mit Anmerkungen versehen
von

Dr. Leopold Großberger

Mit einem Vorwort von
Dr. med. Rudolf Weil, Berlin

Verlag Friedrich Ebbecke
1897

Vorwort:

Dr. Conrad Anton Zwierlein (13. Juni 1755 — 26. April 1825) war als Arzt in vielen Dingen seiner Zeit weit voraus. Nachdem er einige Jahre als Professor für Medizin an der Universität Heidelberg gelehrt hatte, wurde er 1782 „Brunnendoktor“ im Staatsbad Brückenau. Dort war er fortan unermüdlich damit beschäftigt, den Ruf dieses traditionsreichen Heilbads europaweit zu verbreiten und vor Ort zahlreiche Neuerungen und Verbesserungen einzuführen.

So ließ er beispielsweise bei Kur-Anwendungen für manche Patienten das Brückenauer Heilwasser mit Schwefelleber versetzen, um auf diesem Wege künstliche Schwefelbäder herzustellen, deren positive Wirkung bei Rheuma- und allen anderen Gelenkerkrankungen sowie bei Hautausschlägen legendär waren.

Für die weiblichen Gäste entwickelte Zwierlein eine einfache Badebekleidung, die wesentlich bequemer als die damals übliche war. Dazu veranstaltete er im Jahr 1797 in Bad Brückenau sogar einen Damenkongress. Leider ist nicht bekannt, ob sein Modell tatsächlich in größerem Umfang hergestellt wurde. Im Museum des Staatsbades kann man jedoch noch heute ein Beispiel von Zwierleins Anzug besichtigen. Dem Badearzt war es durch diese und seine anderen vielfältigen Aktivitäten zu verdanken, dass Bad Brückenau zu seinen Lebzeiten wie selbstverständlich in einem Atemzug mit anderen mondänen Kurbädern wie Spa, Bad Pfäfers, Aachen, Baden-Baden, Bad Pyrmont usw. genannt wurde.

Als umtriebiger Verfasser zahlreicher Bücher balneologischen, heilkundlichen und hygienischen Inhalts wurde Zwierlein weit über die Grenzen seiner Heimat hinaus berühmt. In Werken wie *Der Arzt für Liebhaber der Schönheit* (1782) und *Der Arzt für Liebhaberinnen der Schönheit* (1789) beschreibt er viele Grundregeln und Ratschläge für die Körper- und Schönheitspflege, die heute noch genauso gültig sind wie zur Zeit ihrer Niederschrift. Diese Publikationen waren unter anderem der Grund dafür, dass man den Brückenauer Badearzt im Jahr 1810 zum Hofrat und zum „*Direktor des Sanitäts- und Medizinalkollegiums des Großherzogtums Frankfurt*“ ernannte.

Dass Zwierleins Hauptaugenmerk auf bäderkundlichen Veröffentlichungen lag, dürfte nachvollziehbar sein. Wenn man heute einen Blick in seine diesbezüglichen Bücher wirft, entdeckt man darin viele Aspekte, die man aus heutiger Sicht bereits als Vorläufer der Wellness-Bewegung bezeichnen kann. Das gilt insbesondere, wenn er von Bad Brückenau schwärmt:

„Damen mit feinen, empfindlichen, reizbaren Nerven bekommt das Baden im Brückenauer Wasser überaus wohl. Sie fühlen nach dem Bad, wie mir mehrere versichert haben, eine Behaglichkeit, die sich gar nicht beschreiben lässt, so oft sie nach dem Bad in den sanftesten, erquickendsten Schlaf fallen." (Zwierlein, *Allgemeine Brunnenschrift für Brunnengäste und Aerzte: nebst kurzer Beschreibung der berühmtesten Bäder und Gesundbrunnen Deutschlands*, Weißenfeld & Leipzig 1793, S. 115). In ähnlicher Weise zitiert er auch die Dichterin Agnes Sophie Schwarz (1754—1789), die in einem Reisetagebuch ihren eigenen Kuraufenthalt im Staatsbad schildert:

„Brückenau gehört nach meinem Gefühl zu einem der angenehmsten Bäder in Deutschland. Man genießt in diesem angenehmen Bad aller Freiheit und den Umgang der Menschen ohne Etikette ... Es gibt hier auch vortreffliche Spaziergänge. Wenn der Abend heiter ist, so wird unter freiem Himmel in der schönen Lindenallee gespeist. Wir haben alle Abende getanzt, und manchmal kleine Maskeraden gehabt. Es ist sehr angenehm, dass die Musik, welche recht vortrefflich genannt werden kann, schon früh morgens anhebt und uns aus dem Schlummer weckt. In der Tat werde ich diesen Ort ungern so bald verlassen." (a. a. O., S. 123.)

Schon damals waren Vergiftungen durch quecksilberhaltige Arzneimittel (analog z.B. zu heutigen Amalgam-Belastungen) an der Tagesordnung. Interessanterweise erkannte Zwierlein diese Problematik sehr deutlich. Er empfahl das Trinken des Brückenauer Heilwassers zur Ausleitung des Schwermetalls:

„Sonderbar ist dessen [des Bad Brückenauer Gesundbrunnens] Wirkung bei Leuten, die noch Überbleibsel von gebrauchten Quecksilbermitteln im Körper tragen und die öfters die schlimmsten Beschwerden davon leiden, die gewöhnlich weder durch Hitze, starke Bewegung noch durch Arzneien zum Schweiß zu bringen sind.

Beim Gebrauch dieses Wassers fangen sie erst an, gelinde auszudünsten, endlich zu schwitzen, und in einigen Wochen sind sie von ihren quälenden Beschwerden befreit. So sind Lähmungen, Zittern der Glieder und die heftigsten Schmerzen im Kopf und den Gliedern von zurückgebliebenem Quecksilber durch dieses wohltätige Wasser gänzlich geheilt worden, die auf keine Arzneien weichen wollten." (a. a. O., S. 118).

Zwierleins Verbundenheit mit den Schönheiten Bad Brückenaus zeigt sich ganz besonders in seinen Beschreibungen der Landschaft rings um den Kurort: „Die Berge auf beiden Seiten sind mittelmäßig hoch und mit Eichen und Buchen besetzt. Auf der einen Anhöhe ist niedliches Gartenwerk angelegt, das den Gästen zu Spaziergängen bis in die obere Waldung unter schattigen Bäumen und wohlriechenden Blumen dient. Auf der unteren Seite über der Brücke ist ein englischer Spazierweg durch den dickbuschigen Wald ausgehauen, der an dem sanft vorbeirauschenden krebs- und forellenreichen Sinnfluss beinahe bis in die Stadt Brückenau führt.“ (a. a. O., S. 110).

Die Erwähnung von Brückenaus reichem Eichenbestand in dieser Textpassage ist bereits ein Hinweis auf ein weiteres Themengebiet, mit dem Zwierlein sich eingehend beschäftigt hat: der Erforschung der heilkundlichen Anwendung dieses Baumes, die er in dem vorliegenden Buch dokumentiert. Dieses Werk wurde im neunzehnten Jahrhundert mehrfach aufgelegt, erweitert und kommentiert. Es hat dabei auch heute nichts von seiner Aktualität verloren.

Der *„Baum des Jahres 2016“* (ernannt durch das *Kuratorium Wald* und das Umweltministerium Österreich) besitzt erstaunliche Heilkräfte. Die zahlreichen Fallbeispiele sowohl aus Zwierleins eigener, langjähriger Praxis wie auch aus der Literatur, die er heranzieht, belegen diese Tatsache eindrucksvoll. Auch sein späterer Bearbeiter, Dr. Leopold Großberger, steuert viele Patientenberichte bei.

Insbesondere die Wiederentdeckung des Eichelkaffees als „heimisches Superfood“ bei Schwächezuständen und als sanftes Mittel, das in keiner naturheilkundlichen Hausapotheke fehlen darf, ist ein besonderes Verdienst dieses Buches. Diesen therapeutischen Schatz zu heben, ist das Ziel der vorliegenden erweiterten Neuausgabe.

Wie alt und zugleich zeitlos dieses Wissen ist, wird auch durch die ebenfalls vom gegenwärtigen Herausgeber beigefügte Schrift des Arnaldus von Villanova deutlich, in der sich bereits fast alle Anwendungsmöglichkeiten der Eiche als Heilmittel befinden, welche die moderne Wissenschaft nach und nach bestätigt hat.

Dipl.-Psych. Frank-Daniel Schulten,
September 2016.

Zu dieser Ausgabe

Diese Neuausgabe wurde von der Frakturschrift des Originals in eine moderne Schrifttype übertragen. Abkürzungen wurden aufgelöst; die Orthographie, Interpunktion und Grammatik wurden behutsam überarbeitet und den heutigen Gepflogenheiten angepasst. So wurden beispielsweise Wörter, die noch mit „th“ geschrieben wurden (Thür), ohne ein solches gesetzt (Tür); „Uebergang“ wurde zu „Übergang“; „ward“ zu „wurde“ etc. Wo es zu einem besseren Verständnis beiträgt, wurden antiquierte Ausdrücke und Formulierungen sowie alte Krankheitsbegriffe durch heute geläufigere ersetzt, ohne dass dies im Einzelnen kenntlich gemacht wurde. Es wurde dabei stets darauf geachtet, den Charakter des Originals zu erhalten.

Vorwort:

Der Herausgeber dieses kleinen Buchs bringt uns in neuer Form die Beobachtungen eines alten Arztes aus dem Jahr 1823 über die Heilwirkungen der Eiche wieder in Erinnerung. Es ist verdienstlich von ihm, auf die wichtigen Pflanzenstoffe, die sich in der Eiche und ihren Früchten, den Eicheln, bilden, wieder aufmerksam zu machen, da ja überhaupt die jetzige medizinische Schule fast ausschließlich nur noch aus chemischen Laboratorien ihre Arzneien nimmt und nicht aus Gottes freier Natur, welche die Alten besser zu verwerten verstanden.

Die einheimischen, so wichtigen Heilkräuter und Heilpflanzen, wie zum Beispiel neben der Eiche die Kamille, das Pfefferminzkraut, die Arnika, das Tausendgüldenkraut, die Schafgarbe und Hundert andere, sind dem normalen Mediziner von heute, der voller Wissenschaft von der Universität kommt, nur botanische Pflanzennamen, für deren angebliche Heilwirkung er bloß ein mitleidiges Lächeln übrig hat. Waren denn die alten Ärzte einfältig, hatten sie weniger Verstand als die heutigen? – Gewiss nicht! Auch wenn sie noch nicht im Besitz der zahlreichen Hilfswissenschaften der heutigen Medizin waren, so hatten auch sie einen klaren Blick, und die Erfahrung war ihnen ein sicherer Leitstern — es gab auch in früheren Zeiten gute und erfolgreiche Ärzte, deren wertvolle Beobachtungen es nicht verdienen, in der Rumpelkammer der Vergessenheit anheimzufallen.

Es kann der heutigen medizinischen Schule der Vorwurf nicht erspart bleiben, dass sie den Gebrauch der giftfreien, einheimischen Pflanzen vernachlässigt.

Die Pflanzensäfte, wie sie die Natur liefert, sind in ihrer Zusammensetzung etwas ganz anderes, als wenn sie erst durch die chemische Küche gegangen sind, und Gott hat in seiner Weisheit jedem Stück Erde eine Anzahl Heilkräuter verliehen, deren weiser Gebrauch dem Arzt eine große Hilfe für seine Tätigkeit an die Hand gibt. Die Versuche, anorganische Stoffe als Ersatzmittel für die fehlenden in den menschlichen Körper einzuführen, wie Kalk, Phosphor, Eisen, Schwefel, Kieselsäure usw. haben der Menschheit wenig Segen gebracht.

In ihrer organischen Verbindung finden wir diese aber vielfach im Pflanzenreich vor, und in dieser organischen Form sind sie dem Körper willkommen und leicht assimilierbar, während sie in ihrer anorganischen Form für den Körper meist Fremdstoffe bilden, die er nicht verarbeiten kann. Ich erinnere z. B. an die eisenhaltige Brennessel usw.

Die Pflanzen enthalten eine große Anzahl sogenannter Nährsalze[1] in gewissermaßen homöopathischer Gabe, welche für das Gedeihen und für gewisse krankhafte Zustände des menschlichen Körpers von höchster Bedeutung sind, ebenso wie gewisse natürliche Quellen, welche Spuren von Arzneisubstanzen enthalten, deren Wirkung im gegebenen Falle wohl niemand abzuleugnen imstande ist.

Jeder Versuch, die heutige Therapie wieder zu befruchten durch Anwendung der einheimischen, giftfreien Pflanzenstoffe, wie der vorliegende und z. B. die Untersuchungen über den therapeutischen Wert der Salvia officialis (Salbei), von Dr. med. Krahn oder *„Die systematische Kräuterkur"* von Dr. med. Kahnt sind von großem Wert für jeden einsichtigen und vorurteilsfreien Arzt.

Zu erwähnen ist noch, dass der jetzige Herausgeber (1897) das Original des im Jahre 1824 von Dr. Zwierlein erschienenen Werkchens be- und umgearbeitet hat. Unnützen Ballast hat er fortgelassen, ebenso alle Anmerkungen, die dem Leser wenig interessieren können.

So mag denn die vorliegende, kleine Arbeit Laien und Ärzten manches Gute in Erinnerung bringen

---

[1] Eine wertvolle Arbeit über diesen Gegenstand finden wir in: *„Die Diätetische Blutentmischung als Grundursache aller Krankheiten"* von Dr. H. Lahmann. (Anmerkung d. Originals).

und sie anregen, mit diesem einfachen Mittel Heilungen zu erzielen, wozu die zahlreichen Berichte und Beobachtungen, wie sie das Buch bringt, den Weg zeigen.

Berlin, Januar 1897
Dr. med. Rudolf Weil.

Einleitung

Von jeher war ich darauf bedacht, meinen Patienten mit möglichst wenigen Arzneien, oft auch ganz ohne äußere Mittel, wieder zu ihrer Gesundheit zu verhelfen. Zu den Hauptgrundsätzen meiner Praxis gehörten:

1. Der Arzt soll den Magen des Kranken möglichst schonen. Daher:

2. so wenig Arzneien verordnen wie nur möglich und

3. so einfache und verträgliche Arzneien wie möglich.

Diese Grundsätze, die offenbar zum Wohl des Kranken gereichen, sind so deutlich, dass sie keines Kommentars bedürfen. Bei weniger, einfacher und angenehmer Arznei bleibt der Magen in gutem Zustand, was für den Kranken von größtem Gewinn ist.

Bei einfachen Arzneien kann der Arzt am gewissesten mit einer bestimmten Wirkung rechnen. „*In simplicitate salus*“ (d. h.: „In der Einfachheit besteht die Gesundheit“) hat seinen bedeutenden Wert in der medizinischen Praxis.

Ich kann versichern, dass ich nach obigen Grundsätzen in dem langen Zeitraum meiner Praxis vielen Hundert teils ohne alle Arznei aus der Apotheke, teils mit sehr wenigen Medikamenten, ihre Gesundheit wiedergegeben habe, sowohl vornehmen Personen in Bad Brückenau als auch einfachen Menschen. Bei dem Landvolk ist das besonders leicht auszuführen.

Ein Holundertee, ein Kamillentee, ein laues Fußbad oder nach Umständen ein lauwarmes Vollbad nebst gehörig warmem oder kühlem Verhalten, mit leichter und reduzierter Nahrung, waren oft die einzigen Mittel, die alles zur Zufriedenheit der Kranken bewirkten und der Krankheit gleich im Entstehen schnell abhalfen. In unserer Weltgegend entstehen bei weitem die meisten Krankheiten von Erkältung, und da zeigt sich der Holundertee in den meisten Fällen als das Hauptmittel höchst wirksam.

Die Nahrungsmittel des Landvolkes bestehen aus Brot, Milch- und Mehlspeisen, Kartoffeln, Sauerkraut, Hülsenfrüchten, frischem und gedörrtem Obst nebst klarem Brunnenwasser zum Trank. Die Menschen sind also nicht an starke Reize gewöhnt, daher wirkt ein gemeiner Teeaufguss schon hinreichend reizend auf sie und macht nebst passendem Verhalten leicht die ganze Kur aus.

Der Körper der Landleute ist im allgemeinen von guter Beschaffenheit und nicht durch Ausschweifungen zerrüttet oder geschwächt; es lässt sich da umso leichter mit wenigen passenden Mitteln Hilfe schaffen.

In jedem Fall zog ich inländische Mittel den teuren ausländischen vor, wenn mir erstere zur vollständigen Kur hinlänglich erschienen. Die Mittel aus der Eiche, besonders die aus den Früchten, waren immer Lieblingsarzneien von mir, weil sie äußerst wirksam sind, weil sie einfach sind, keine Kosten verursachen und sich daher auf die leichteste Art viel Nutzen damit stiften lässt. Auf meine obigen drei Grundsätze passen die Eicheln vollkommen! Von diesen vortrefflichen Mitteln und meiner sichern Verfahrungsart dabei soll die gegenwärtige Schrift handeln, um solche zur allgemeinen Kenntnis zu bringen und zu deren häufigeren Anwendung aufzumuntern.

Fulda, den 30. Dezember 1823
Der Verfasser.

Erster Abschnitt

Beobachtungen anderer Ärzte über die Wirkungen der verschiedenen Teile der Eiche

Die majestätische Eiche, die Zierde und der Stolz unserer Wälder, war schon bei den alten Germanen hochverehrt. Bejahrte, starke Eichen waren unsern Vorfahren besondere Heiligtümer, in deren Nähe und unter deren schützendem Obdach sie ihren Gottheiten opferten.

Die deutsche Eiche nennt man „Traubeneiche" (quercus robur L.), weil ihre Früchte in Trauben oder Büscheln beisammen sitzen, zu zwei, drei und mehreren Früchten.

Die Stieleiche ist nur eine Variante: Die Eicheln sitzen dabei einzeln, höchstens zu zweit auf Stielen, welche länger oder ebenso lang wie die Frucht selbst gefunden werden. Beide Eichen-Arten sind ihrer eigentlichen Statur und Behandlung nach einander gleich. Man nennt sie auch nur die „gemeine Eiche".

Vom vielfältigen ökonomischen Nutzen und Gebrauch dieses ansehnlichen Laubbaumes soll hier nicht die Rede sein, sondern nur von den hochwirksamen Heilkräften, die sich in allen seinen Teilen, im Holz, in der Rinde, den Blättern, den Früchten, sogar in den Kelchen der Eicheln, in seinen Auswüchsen (den Galläpfeln und den Pilzen) vorfinden und die nach und nach entdeckt worden sind. Alles an diesem Götterbaum (arbor Jovis) verrät Kraft und Stärke. Alle Teile sind sehr zusammenziehende, stärkende und tonisierende Mittel.

Äußerlich hat man sich der Rinde sowohl als auch der Blätter früher häufig als Absud zu stärkenden und zusammenziehenden Wickeln, Einspritzungen, zu Gurgelwasser und dergleichen bedient.

Auch der innere Gebrauch der Blätter, stand früher in großem Ansehen. In der Bibliothek in Wolfenbüttel befindet sich eine wenige Seiten dicke, seltene Schrift des Arnaldus von Villanova[2], ohne Jahreszahl, in welcher der Autor alle Teile des Eichenbaums, besonders aber die Blätter, als ein großes Stärkungsmittel, sowohl innerlich als äußerlich, rühmt.

---

[2] Berühmter katalanischer Arzt des Mittelalters. Eine Übersetzung der hier erwähnten Schrift befindet sich im Anhang des vorliegenden Buchs.

Geheimrat Dr. Böhmer in Halle bediente sich eines Absuds der Blätter sehr häufig äußerlich in Fällen, wo man sonst die Chinarinde[3] anzuwenden pflegt.

Andere ließen das junge Eichenlaub im Frühling, wenn es noch weich und zart ist, abpflücken, dann dörren, zu Pulver stoßen, mit Zucker vermischen und täglich einige Mal eine Messerspitze voll nehmen, oder unter Kräutertee mischen als Vorsorgemittel gegen mancherlei Beschwerden.

Dieses gepulverte Laub wird auch bei schwammigem, übelriechendem Zahnfleisch mit Nutzen angewandt, wenn es damit gerieben wird; es nimmt den üblen Geruch und macht das Zahnfleisch wieder fest und frisch. Die Blätter, gestoßen auf eine frische Wunde gelegt, heilen dieselbe. **1)** *(Diese fettgedruckte Zahl sowie die folgende, beziehen sich auf die am Ende des Buches auf den Seiten 76 ff. beigefügten Anmerkungen.)*

Die junge Eichenrinde ist in Hinblick auf ihre Bestandteile und ihre Wirkungen der Chinarinde sehr ähnlich. Sie wird daher auch die „deutsche Chinarinde“ genannt und hat einen weit ausgedehnten Gebrauch gefunden, sowohl innerlichen als auch äußerlichen.

---

[3] Chinarinde war bis ins 20. Jahrhundert hinein ein gebräuchliches Mittel bei Malaria und anderen Fiebererkrankungen.

Schon längst ist die Eichenrinde äußerlich ohne alle Bedenken angewandt worden, und zwar mit dem erwünschten Erfolg, in mancherlei Fällen, wo sonst die teure Chinarinde im Gebrauch war, die von der Eichenrinde jedoch an Wirksamkeit noch übertroffen wird!

Jungen Gerbern, besonders den Lehrlingen, werden die Finger von der Kalkarbeit sehr leicht angegriffen. Es entstehen zuweilen tiefe, fressende Geschwüre, die sehr übel heilen, wenn der Kranke seine Arbeit nicht einstellen kann. Der Gerber heilt sie meist selbst durch einen starken Lohaufguss[4], den er zu wiederholten Malen äußerlich anwendet.

Das Lohbad ist bei den Gerbern ein sehr gebräuchliches Heilmittel, welches sie bei dem Anfang fast jeder Krankheit gebrauchen. Nach dem Bad erfolgt ein heftiger, allgemeiner Schweiß, meistens mit Erleichterung des Körpers und einem allgemeinen Wohlbefinden verbunden.

Die Lohbäder kommen an Wirksamkeit den mineralischen, eisenhaltigen Bädern zu Lauchstädt und den eisenhaltigen Bädern zu Locke nahe.

Lukas Schröhl hat durch ein aus abgekochter Gerberlohe bereitetes Bad eine heftige Gicht sehr rasch geheilt. „Ich habe“, sagt er, „den Gebrauch

---

[4] Gerberlohe besteht aus zusammenziehenden Rinden und Blättern, insbesondere von Eichen.

der Lohbäder mehrmals bei einer Schwäche der äußeren Gliedmaßen, Ödemen der Hände und Füße angeraten, und der Erfolg des Mittels war so, dass es mich nicht reute, es vorgeschlagen zu haben."

Bei Hautkrankheiten verwenden die Gerber die Lohbäder ebenfalls. **2)**

Eine mit Gicht befallene junge Dame, die vor Schmerz weder sitzen noch von der Stelle gehen konnte, ließ sich außerhalb der Stadt in das Lohbad fahren und war, wie die Kranken, die sich in dem Teich zu Bethesda[5] gebadet hatten, nach dem Bad imstande, ohne fremde Beihilfe nach Hause zu gehen und die Treppen hinaufzusteigen.

Veit Riedlin hat beobachtet, dass das Lohbad bei einem Menschen, der mal von der Gicht, mal aber vom Bauchgrimmen und Hämorrhoiden geplagt wurde, von sehr großem Nutzen war, und auch der gelehrte Georg Gottlieb Richter urteilt von seiner Wirksamkeit sehr günstig: „Ich habe durch den langwierigen Gebrauch derselben eine hartnäckige kalte Geschwulst, die alle Gelenke der Finger einnahm und die den Gebrauch vieler Heilmittel lang widerstanden hatte, geheilt." (*Ramanzzinis Abhandlung von den Krankheiten der Künstler und Handwerker, neu bearbeitet von Ackermann*, S. 21 u. 271.) **3)**

---

[5] Eine Zisterne in Jerusalem, die Heilwasser enthält.

Dr. Bilguer ließ aus Eichenrinde Bäder bereiten, die bei Fleckfieber herrliche Dienste leisteten. (*Versuche und Erfahrungen über die Faulfieber.*)

Herr Leibarzt Dr. Kämpf sah durch Bauchwickel mit abgekochter Eichenrinde Malaria bezwungen werden. (*Neue Methode, die hartnäckigsten Krankheiten, die ihren Sitz im Unterleib haben, sicher und gründlich zu heilen,* S. 205.) „Äußerlich kann ich“, versichert er (S. 332), „gepulverte Eichenrinde in Form eines mit Rotwein zubereiteten Umschlags, z. B. gegen Krankheiten mit brennenden Schmerzen und Entzündungen sowie bei (Leisten-) Brüchen, nicht genug anpreisen, wo sie, selbst bei alten Leibesschäden, bei Erwachsenen sogar den halbgelähmten Bauchring wieder in den gesunden Zustand zurückgebracht hat!“ **4)**

Mehrere uralte und einfache Heilmittel werden jetzt wieder als sehr wirksam angepriesen, und das mit Recht. – So zum Beispiel die von Dr. Osiander neuerdings empfohlene, zwar nicht neue, aber im hohen Grad wirksame Anwendung der mit Eichenrinde gefüllten zylindrischen Säckchen, nachdem sie vorher abgekocht wurden, gegen Gebärmutter- und Scheiden-Vorfälle. Wie oft sind nicht schon heftigen Menstruationsblutungen durch Anwendung von feuchten Wickeln mit Eichenrinde und Galläpfeln Einhalt getan worden? Dieses Mittel ist überall zu haben! **5)**

Dr. Autenrieth empfiehlt als das beste Mittel gegen das Wundliegen (Decubitus) Eichenrinden-Absud. (*Journal der praktischen Heilkunde,* von Hufeland und Hartes, 1818, 12. Stück, Seite 79.)

Innerlich die Eichenrinde anzuwenden, haben die Ärzte wegen ihrer starken zusammenziehenden Kraft anfänglich Bedenken getragen, aus Furcht, sie möchten dem Kranken damit schaden. Allein, hat es der Arzt nicht in seiner Gewalt, die zusammenziehende Kraft nach Belieben zu mäßigen? **6)**

„Ich bin noch nicht so kühn gewesen“, schreibt Dr. Kämpf (S. 381), „diese der Peruvianischen so ähnliche Rinde innerlich so oft zu gebrauchen, obschon der Triersche Leibarzt, Herr von Haupt, mir versichert hat, dass er sie hundertmal statt der Chinarinde im Kalten Fieber etc. ohne üble Folgen angewandt hätte, und auch verschiedene Versuche, welche der geschickte Herr Professor Morgenthal in Hanau auf mein Anraten gegen unbändige Kalte Fieber damit angestellt hat, sehr glücklich ausgefallen sind.“

Physikus Dr. Krause kam im Jahr 1782 in Stromberg zufällig in eine Lohmühle und versuchte die Eichenrinde, die er der Chinarinde ähnlich fand. Dieses veranlasste ihn, die Eichenrinde bei der damals herrschenden Malaria anzuwenden und in derselben Dosis zu verordnen wie die Chinarinde.

Er hatte das Vergnügen, innerhalb zweier Jahre ungefähr sechsundzwanzig Kranke erfolgreich zu heilen. (*Febres intermittentes. Dissertatione inaugurali,…* Heidelberg 1786, S. 14).

Dr. Cullen verhütete die Rückkehr der Malaria-Anfälle dadurch, dass er Eichenrinde in Pulverform zu einer halben Drachme (etwas über 1 ¾ Gramm) alle zwei oder drei Stunden während der fieberlosen Zeit gab. (*Materia med.*, 2. Aufl., 1790, S. 213.)

Dr. Samuel Hahnemann, der Begründer der Homöopathie, fand sie auf dieselbe Art hilfreich. Dr. Pfünde heilte ein hartnäckiges Quartansfieber (täglich wiederkehrende Malaria-Anfälle), gegen welches die Chinarinde vergeblich versucht wurde, mit dem Extrakt dieser Rinde. Er löste ihn in Kamillenwasser auf und gab anfangs täglich einen Skrupel (1 ¼ Gramm), nachher zwei Skrupel (2,5 Gramm). Insgesamt hatte er sieben Drachmen (26 ¼ Gramm) zur völligen Herstellung seines Kranken nötig. (*Baldingers Magazin für Ärzte,* 9. Band, S. 115.)

Dr. Krause kurierte einen Pfarrer von zweiunddreißig Jahren, der an Bluthusten litt, von blassem Aussehen war und einen aufgedunsenen und schwachen Körper hatte, nach einem vorherigen Aderlass so erfolgreich, dass der Pfarrer drei Jahre lang keine Ungemächlichkeit verspürte und sich des besten Aussehens erfreute. Er hat aber die Rinde quentchenweise (1 Quentchen sind ungefähr 3 ¾ Gramm) sechs Wochen lang genommen.

Durch seine erfolgreichen Beobachtungen aufgemuntert, verordnete er einem Pfarrer von sechsundsechzig Jahren das Pulver des Eichenholzes alle drei Stunden zwei Skrupel (2,5 Gramm) drei Wochen lang, welcher über unkontrollierten Harnverlust klagte, Ödeme an den Füßen hatte nebst Trägheit und Schwäche des ganzen Körpers.

Die Geschwulst der Füße verschwand, die Schwäche ließ nach, so dass der ehrwürdige Alte täglich eine Stunde spazierengehen konnte. Der Abgang des Urins war zwar vermindert, aber nicht gänzlich behoben.

Im Jahr 1784 bekam er einen jungen Menschen von einundzwanzig Jahren in die Kur, der das Schmiedehandwerk erlernte, von seinem groben Meister während des Mittagessens unerwartet mit Ungestüm behandelt und vom Veitstanz befallen wurde.

Am vierten Tag wurde Dr. Krause um Hilfe ersucht. Er verschrieb gelinde Abführmittel zwei Tage lang und dann gleich die Eichenrinde in Pulver mit Milch zu nehmen; nach einem Monat war er durch dieses einzige Mittel von dem lästigen Veitstanz völlig befreit. Auch bei Durchfallerkrankungen (Ruhr) hat derselbe Arzt nach vorausgeschickten Ausleerungen die Eichenrinde mit Gerstenschleim mit dem besten Erfolg nehmen lassen. (In der oben angeführten Dissertation, S. 15 und 16).

Dr. Henning empfiehlt aus eigener Erfahrung den innerlichen und äußerlichen Gebrauch des Eichenrinden-Absuds bei äußeren, bösartigen und selbst bei Knochengeschwüren, bei welchen sie sich nach seiner Versicherung durch Hervorrufung eines gutartigen Eiters als ausnehmend heilsam erweist. (*Beobachtungen über den Wert einiger Arzneimittel*, S. 54 ff.) **7)**

Der selige Dr. Thilenius Senior ließ aus Eichenknospen einen Extrakt bereiten, den er als ein sehr wirksames tonisches (kräftigendes) Mittel empfiehlt. (*Medizinische und chirurgische Bemerkungen*, 1789, S. 139.)

Die widernatürlichen Auswüchse an den Blättern der Eiche, welche durch Verletzung derselben von gewissen Insekten (Cynips querc. fol. L.) entstehen, werden „Galläpfel" genannt. Sie bestehen aus dem zusammengeflossenen Saft des Blatts und dienen der Brut der Gallwespe zum Aufenthalt. Diese Galläpfel sind unstreitig die am stärksten zusammenziehende Gewächssubstanz, die uns bekannt ist. Schon zu Galens[6] Zeiten gebrauchte man die

[6] Berühmter Arzt der Antike.

Galläpfel in Pulverform gegen Malaria. Dr. Renauleme versichert, mit denselben sehr viele Wechselfieber kuriert zu haben. (*Histoire de l'Acad. de Paris*, 1711).

Dr. Hahnemann fand eine Abkochung davon äußerlich bei faulenden Geschwüren und noch häufiger bei Entzündungen hilfreich und empfiehlt es sehr dringend.

In England hat man häufig eine Salbe aus einem Teil feinen Galläpfelpulvers und acht Teilen Schweineschmalz gegen die Beschwerden der blinden Hämmorhoiden angewandt, „und damit habe ich gute Erfahrungen gemacht", sagt Dr. Cullen.

Man gebraucht sie auch bei Vorfällen des Afters, bei Leistenbrüchen etc., um die erschlafften Teile zu stärken. (*Mat. med.*, S. 213).

Ich komme nun zu den herrlichen Früchten des Eichenbaumes, den Eicheln, deren wahrer Wert nicht genug bekannt und geschätzt ist. Sie dienen zu einer ebenso angenehmen wie wirksamen Arznei bei mancherlei Übeln; sogar die Kinder nehmen sie gerne.

Man kam auf die gute Idee, die Eicheln wie Kaffeebohnen zu rösten und ein mit Sahne und Zucker versüßtes Getränk daraus zu bereiten, das man „Eichelkaffee“ nannte. Mischt man Kaffeebohnen dazu, so wird das Getränk umso angenehmer, so dass es vom echten Kaffee gar nicht zu unterscheiden ist, wenn nicht zu viele Eicheln darunter sind.

Der Eichelkaffee fand Beifall, so dass von 1774 an bis 1784 einige Schriften über den Nutzen und Gebrauch dieses Mittels im Druck erschienen sind. Auch später folgten einzelne Abhandlungen und Beobachtungen in manchen Schriften. Der gute Ruf vom Nutzen des Eichelkaffees verbreitete sich von Deutschland nach Frankreich und England.

Indessen erlosch der Eifer für dieses Modegetränk samt allen Lobeshymnen bald wieder. Eine Menge Übel wurden dem Eichelkaffee aufgebürdet, die er verursacht haben sollte, teils zu Recht, teils zu Unrecht. Die Schuld lag aber keineswegs an den Eicheln, sondern mal an der ungeschickten Zubereitung, mal an ihrer unrichtigen Anwendung, und da konnte es nicht fehlen, dass der erwartete Nutzen davon nicht erfolgte, ja dass nicht selten üble Wirkungen eintraten.

Ein so mächtig und schnell wirkendes Mittel musste notwendigerweise schaden, wenn es unrichtig angewandt wurde, zumal in zu starker Dosis, oder gegen Beschwerden, die ganz andere Mittel erfordern. Es ging den Eicheln wie der so hochgepriesenen Chinarinde anfänglich, die bei der unbesonnenen Anwendung ohne richtige Indikation und in zu starken Gaben Verhärtungen in den Eingeweiden, sogenannte Fieberkuchen, Wassersucht und andere Übel mehr verursachte.

Nach vielen Versuchen und häufigen, genauen Beobachtungen über beide Mittel haben endlich gründliche Ärzte den wahren Wert der Eicheln kennengelernt. Sie haben ihre Zubereitung, die passende Dosis und rechte Anwendung erforscht, und sie wissen auch die Fälle genau anzugeben, in welchen Eicheln Nutzen leisten, und in welchen sie Schaden stiften. Ihre positiven Eigenschaften kennt man völlig, desgleichen ihre einzige negative, nämlich, dass sie manche Menschen verstopfen, welches aber leicht zu verhüten ist, ohne eine Arznei dazu nötig zu haben, wie im nächsten Abschnitt ausführlich gezeigt werden soll.

Merkwürdig ist, dass manche Tiere von den Eicheln nicht hartleibig werden, da Schweine, Rinder, Ziegen und Gänse sie im Überfluss fressen und damit gemästet werden.

Erst gebrauchte man die Eicheln roh in Pulverform, oder man machte davon eine Abkochung. So fand man das reine Pulver bei einem Fall von Erbrechen und Sodbrennen, welche schon über sechs Jahre lang gedauert hatten, bewährt, und das ist beachtlich! **8)**

Dr. Tinngius ließ Eicheln in Rotwein kochen und in dieser Abkochung heißes Eisen ablöschen. Dieser Trank heilte einen Jüngling von achtzehn Jahren, der von Kindheit an das Wasser nicht halten konnte.

Ich selbst ließ Eicheln in rotem Wein abkochen, ohne Eisen darin abzulöschen, mit Zucker hinlänglich versüßen, und des Tages einige Male einen Löffel voll nehmen, was eine sehr angenehme und wirksame Arznei war.

Dr. Fouquet hat eine Emulsion aus Eicheln bei Lungentuberkulose mit gutem Erfolg verordnet. (Gardane, *Gazette de Santé*, 1775.)

In England bereitet man seit einiger Zeit einen Aufguss von Eicheln, den man als ein ungemein nährendes Mittel bei einem Ansatz zur Auszehrung empfiehlt. (*Allgemeine Moden-Zeitung*, Leipzig 1810, Februar, Seite 112.)

Professor Schröder in Marburg und Dr. Marx in Hannover waren die ersten, welche Wahrnehmungen über den Eichelkaffee im Jahre 1774 bekanntmachten. (Schröder in seinem „*Schreiben von den Wirkungen der Eicheln, Verstopfungen der Drüsen im menschlichen Körper aufzulösen, an den Herrn Professor Baldinger*, Göttingen, 1774; und Marx im *Hannoverschen Magazin*, 103. Stück, vom 26. Dezember 1774, und 41. Stück, von 1775.) Das ist nun fünfzig Jahre her.

Nach Schröders Vorschrift wird der Eichelkaffee auf folgende Art bereitet: Man röstet auserlesene, reife und getrocknete Eicheln, mahlt sie, lässt für jeden Tag ein Lot (ungefähr 15 Gramm) davon mit halb soviel Kaffee in kochendem Wasser gelinde aufkochen, seiht den Absud durch, kocht ihn nochmals bis zum Schäumen, und trinkt ihn warm oder kalt mit Zucker versüßt.

Schröder hat das Mittel zuerst an sich selbst in einer Erschlaffung oder Auszehrung mit äußerlichen Drüsengeschwülsten versucht und schon innerhalb acht Tagen merkliche Besserung verspürt. Danach hat er es auch einem abgemagerten Kind, einem hautkranken Knaben, bei einer Auszehrung mit Gichtknoten, bei Blattern, die nicht recht eitern wollten, bei vielen Geschwüren, bei Geschlechtskrankheiten und bei einer mit Kachexie verknüpften Hypochondrie mit großem Erfolg gegeben. Er folgert daraus, dass der Eichelkaffee das wirksamste Mittel gegen die Verstopfung der Drüsen und Eingeweide sei.

Dr. Marx verordnete den Eichelkaffee mit dem besten Erfolg einem ausgezehrten Kind und einer Frau, die nach einem Gallenfieber an einem schleichenden Zehrfieber mit Nachtschweißen, Geschwulst der Füße und schmerzlichem Abgang harter Exkremente mit Eiter erkrankt war. Dabei waren auch sichtbare Zeichen einer Verhärtung im Unterleib zugegen. Die Kur des Kindes währte drei Monate, die Frau aber, die die Eicheln mit dem achten Teil Kakaobohnen versetzte, gelangte binnen fünf Wochen zur vollkommenen Genesung.

Auch Dr. Kaiser hat ein stark ausgezehrtes Kind in kurzer Zeit mit Eichelkaffee geheilt. (*Unterricht von dem Nutzen und der besonderen Heilkraft der Eicheln in Absicht auf die Darrsucht der Kinder*, Lemgo, 1774.)

9)

Außerdem gab Dr. Marx die Eicheln zusammen mit Pomeranzenblättern mit dem besten Erfolg bei einer langwierigen, schweren Hysterie, bei einer siebenjährigen periodischen Starrsucht, bei einer konvulsivischen Engbrüstigkeit, bei einer auf plötzliche Freude folgende Epilepsie und auch bei einem anderen Epileptiker. Die Kranken mussten aber sechs bis neun Monate mit der Einnahme fortfahren.

Mit hysterischen Anfällen verknüpfte Magenbeschwerden, Krämpfe im Unterleib bei der Menstruation, eine zweijährige Diarrhöe[7], eine knotige

---

[7] Ein Dragoner lag, ungeachtet aller angewandten Mittel, zwei Jahre lang an einem beständigen Durchfall krank, so dass er täglich 20 bis 30 Ausleerungen hatte und endlich seiner Schwäche wegen pensioniert wurde. Dieser wurde durch den Gebrauch des Eichelkaffees in einem Zeitraum von vier

Geschwulst der Füße mit schmerzhafter Härte des Unterleibs, Engbrüstigkeit mit Magenbeschwerden und eine alte Geschwulst der Beine wurden in viel kürzerer Zeit dadurch behoben. Auch heilten die Eicheln ein langwieriges Sodbrennen, ein starkes, zuweilen von Erbrechen begleitetes Magendrücken, die Auszehrung bei verschiedenen Kindern, einen schleimigen Stickhusten bei einem alten Mann und besserten eine alte Frau, die bei mannigfaltigen Beschwerden im Unterleib, bei Abzehrung, Geschwulst und Fieber einen periodischen Ausfluss eines stinkenden, ätzenden, mit Blut und mit kleinen Steinen vermischten Eiters hatte.

Dr. Bloch heilte mit sehr starkem Eichelkaffee weit fortgeschrittene, mit Durchfall und Fieber verbundene Ödeme. (*Bestätigte Kräfte der Eicheln, in einem Schreiben an Herrn Dr. Auenbrugger in Wien*, von Dr. M. J. Marx, Hannover, 1776.)

Im Jahr 1779 machte Leibarzt Dr. Weikard in Fulda seine Beobachtungen über den Eichelkaffee bekannt. Der Kaffee von puren Eicheln, versichert er, ist für unser Land keine neue Erfindung. Schon seit vielen Jahren ist er als Mittel gegen Durchfallerkrankungen (Ruhr) bekannt.

Wochen frisch und gesund. Diese Geschichte erzählt Dr. Auenbrugger.

Er kannte einen Geistlichen, der ihn schon vor fünfzehn Jahren mit bestem Erfolg bei einer Weißen Ruhr gegeben hatte. – Ein fremder Arzt wurde nach seiner Erzählung durch den Eichelkaffee von Hämorrhoidalbeschwerden befreit.

Der Leibarzt selbst machte Gebrauch von diesem Kaffee gegen seine Nervenbeschwerden und Blähungen, täglich ein- bis zweimal, und fühlte sich besser dabei als bei allen anderen Mitteln. „Er ist ein Mittel“, sagte er, „gegen Säure, Blähung, Schwäche des Magens, Empfindlichkeit der Nerven, gegen Schwindel, Ängstlichkeit usw. Mein Magen ist viel besser geworden. Der Eichelkaffee gibt mir täglich gute Verdauung.“

Bei einigen älteren und jüngeren Männern, besonders auch bei zwei Phlegmatikern, erzeugte der Eichelkaffee häufigere Lust zum Geschlechtsverkehr und gesteigerte Potenz. – „Mann! Bleib bitte bei deinem Eichelkaffee“, sagte eine Ehefrau daraufhin.

Etwa drei Personen klagten nach diesem Kaffee über Verstopfung. Fast alle anderen haben jedoch leichten Stuhlgang gehabt. Bei den meisten beförderte er den Urin; bei einigen mit Bodensatz. Er machte meistens guten Appetit und förderte den Abgang von Blähungen. Eine Dame hatte immer einen schwachen Magen und schwache Eingeweide. Sie hatte fast ständig übermäßige Verdauung.

Sie trank den Eichelkaffee, verlor schon nach einigen Tagen den chronischen Durchfall und fühlte sich überhaupt wohl dabei.

Einige, die an Nervenleiden litten, empfanden beim Gebrauch des Eichelkaffees nicht mehr jene Kälte in den äußeren Extremitäten, Händen, Füßen und Knien, die sie vorher bei ihren Blähungen und Ängsten hatten. Diese Beobachtung wurde bei beiderlei Geschlechtern gemacht.

Man nimmt zwei Teile geröstete Eicheln und einen Teil geröstete Kaffeebohnen und mahlt sie, wie es sonst beim Kaffee üblich ist. Man kann auch Kaffee von purem Eichelmehl bereiten.

Andere lassen mit acht Lot gerösteten Eicheln ein Quentchen (ungefähr vier Gramm) Zimt mit durchmahlen, um den Geschmack zu verbessern. Nun nehmen sie ungefähr eine halbe Tasse voll Eichelmehl zu einer Portion Trank für eine Person, ungefähr auf drei Tassen. Dieser Kaffee schmeckt nicht übel. (*Vermischte medizinische Schriften*, zweites Stück, Frankfurt am Main, 1779.)

Sehr interessant für jeden Arzt muss die Versicherung Dr. Auenbruggers sein, dass er etliche Hundert Malariafälle mit Eichelkaffee geheilt habe. (M. J. Marx, *Geschichte der Eicheln*, Dessau 1784. S. 75.)

Gewiss ein deutlicher Wink für Ärzte, ihre Aufmerksamkeit bei Malaria auf die Eicheln sowie auf die Eichenrinde, von deren Wirksamkeit bei dieser Krankheit schon oben die Beweise gegeben sind, zu richten! – Um genaue Versuche anzustellen, um endlich bestimmen zu können, wann der Eichelkaffee und wann die Eichenrinde, in welcher Dosis und auf welche Art angewandt, als ein unfehlbares Mittel gegen Malaria empfohlen werden können!

Welch ein Gewinn, wenn die Chinarinde bei Malaria nicht mehr unentbehrlich wäre! Die große Ähnlichkeit zwischen der China- und Eichenrinde mit den Eicheln hinsichtlich ihrer Inhaltsstoffe und ihrer Wirkungen und die auffallend erfolgreichen Malariaheilungen mit den letztgenannten Mitteln geben die begründete Hoffnung, dass man in Zukunft die Chinarinde bei dieser Krankheit nicht mehr werde nötig haben.

Dr. Marx hat sich durch fortgesetzte Anwendung der Eicheln und die genaue Bestimmung der Fälle, worin sie nützlich sind, ein bleibendes Verdienst erworben. Neben der vorher erwähnten Schrift gab er im Jahre 1784 noch ein sehr interessantes Buch heraus, mit belehrenden Bemerkungen über den rechten Gebrauch der Eicheln gegen die Neigung zur Lungentuberkulose.

„Die Analogie“, schreibt er, „brachte mich auf ein Mittel, welches ich aus vielfältiger Erfahrung als ein bewährtes Heilmittel bei Auszehrung der Kinder (die ebenfalls eine Stockung der Drüsen, nämlich des Bauchgekröses, als Ursache hat) und in ähnlichen Stockungen kenne, worüber ich schon an verschiedenen Stellen einen Teil meiner Beobachtungen dem Publikum vorgelegt habe.

Die Erfahrung bestätigte meine Vermutung: Ich habe es mit Nutzen bei der Neigung zu Lungentuberkulose, Drüsenschwellungen und Ausschlägen, auch bei der merklich vorhandenen, aber noch nicht allzuweit vorgeschrittenen oder in Vereiterung übergegangenen Lungenschwindsucht angewendet.

Dieses Mittel sind die Früchte des Eichbaumes, die Eicheln. Diese, wenn sie reif und nicht wurmstichig sind, getrocknet und aus ihren Schalen genommen wurden, lasse ich gelinde rösten und so wie den gewöhnlichen Kaffee in hinreichendem Wasser abkochen und statt eines anderen Getränks gebrauchen.

Die tägliche Gabe sind ein bis drei Lot. Oder ich lasse auch das Pulver, mit gleichen Teilen Zucker vermischt, alle zwei bis drei Stunden teelöffelweise einnehmen. Sogar Kinder nehmen das Eichelpulver ohne Nachteil und recht gern, da es, mit Zucker versetzt, angenehm schmeckt. Ich gebe auch besonders einen kalten Aufguss davon, wovon auch ein angenehmer Extrakt verfertigt werden kann.

Statt vieler Beispiele möge das von einer Mutter und ihrem Kind als Beweis hinreichend sein:

Eine Mutter von zartem Körperbau, die während ihrer ersten Schwangerschaft ein Nesselfieber bekam und in Folge einer nicht aufzuschiebenden Reise genötigt war, sich zu wiederholten Malen der kühlen Luft auszusetzen, worauf dann Geschwüre an verschiedenen Teilen ihres Körpers erfolgten, kam glücklich, aber mit einem überaus schwachen Kind nieder.

Als eine fürsorgliche Mutter, die ihre Pflichten wohl kennt, stillte sie es selbst. Das Kind blieb aber ungeachtet dessen sehr schwächlich, so dass man Ursache hatte, sich zu sorgen, es nicht am Leben erhalten zu können. Auch die Mutter wurde beim Säugen ihres Kindes immer schwächer und hinfälliger. Als ich bei ihr dann ein schleichendes Fieber bemerkte, das mit einer sehr lästigen, krampfhaften Engbrüstigkeit verbunden war, die bei Luftveränderung oder Erkältung bedeutend zunahm, desgleichen Drüsenanschwellungen wahrnahm, und ich daher die Entwicklung einer Lungentuberkulose fürchtete, ließ ich das halbjährige Kind abstillen und verordnete sowohl der Mutter wie auch ihrem Kind, häufig Eichelkaffee zu trinken und eine bestimmte Diät zu beobachten, und beide befanden sich wohl dabei.

Das schleichende Fieber mit den damit verbundenen Symptomen verschwand bei der Frau, und sie wurde wieder kräftig und gebar noch zwei gesunde Kinder, welche sie selbst stillte. Ebenso gedieh auch allmählich das vorher schwächliche und kränkliche Kind, entwickelte sich kräftig und blieb von der in dergleichen Fällen zu befürchtenden Rachitis ganz verschont. Es befindet sich jetzt in seinem vierten Lebensjahr und ist überaus gesund und munter. **10)**

Die Mutter aber trinkt den Eichelkaffee anstatt des orientalischen Bohnenkaffees noch bis heute." (M. I. Marx, Churfürstlich-Kölnischer Hofmedikus: *Abhandlung von der Lungenschwindsucht und den Mitteln wider dieselbe. Eine von Kgl. Societät der Ärzte zu Paris mit Beifall aufgenommene Schrift.* Hannover, 1784, S. 141.)

Das war die letzte ausführliche Schrift, welche praktische Erfahrungen über den Gebrauch des Eichelkaffees mitteilte. Nur einzelne kleine Nachrichten und Beobachtungen sind seitdem hie und da veröffentlicht worden, in welchen die Heilkraft des Eichelkaffees gegen mancherlei Krankheiten gepriesen wurde.

Bemerkenswert ist noch folgende Heilungsgeschichte, die meine Leser hoffentlich mit Interesse lesen werden: „Eines Leinwebers Söhnchen, vier Jahre alt“, so berichtet Dr. Ruer, „hatte einen harten und geschwollenen Leib. Seine Extremitäten waren abgezehrt, der Puls fieberhaft. Es röchelte und hustete und hatte einen schleimigen Auswurf. Die Esslust war stark, und des Nachts war vermehrter Durst vorhanden. Sein Stuhlgang war sehr dünn, zuweilen häufig. Alle diese Krankheitserscheinungen währten bereits über ein halbes Jahr. Ich verordnete die besten auflösenden Mittel, aber alles war fruchtlos. Endlich wurde der Eichelkaffee versucht, und schon nach vierzehn Tagen sahen die Eltern des kranken Kindes von diesem einfachen Mittel gute Wirkung, und bei weiterem Gebrauch wurde das Kind vollkommen wieder gesund. Von dieser Zeit an habe ich den vortrefflichen Nutzen dieses einfachen Mittels in dergleichen Fällen oft erfahren.“ (*Medizinisches Wochenblatt*, Frankfurt a. Main, 1785, 42. Stück, S. 661.)

Der erfolgreiche praktische Arzt, Geheimrat Dr. Thilenius, war ein großer Freund des Eichelkaffees. „Hunderte Fälle“, behauptete er, „könnte ich leicht aufzählen, wo der Eichelkaffee ganz abgezehrte Kinder wieder gesund, fleischig und stark gemacht hat.“

Ein sehr zartgebautes adeliges Kind, sechs Jahre alt, kränkelte trotz guter Diät oft. Es hatte eine matte Gesichtsfarbe, schlaffes Fleisch und bekam fast vierteljährlich Malarianfälle. Sein Arzt hatte ihm jedes Mal abführende und auflösende Arzneien sowie Chinarinde eine lange Zeit hindurch gegeben, allein ohne Erfolg. Da ließ Dr. Thilenius es nach einer kurzen Vorbereitungskur den Eichelkaffee trinken, und in vier Wochen blühte das Kind auf wie eine Rose. Es wurde stark und munter, bekam festes Fleisch und hatte während der nächsten zwei Jahre auch nicht ein einziges Mal wieder Malariaanfälle bekommen." (*Medizinische und chirurgische Bemerkungen*, 1789, S. 97.)

Dr. Thilenius hat also wie Dr. Marx die richtige Ansicht von der eigentlichen Wirkungsart und dem richtigen Gebrauch des Eichelkaffees bei Drüsenleiden. Und beweist nicht der schöne Heilerfolg bei dem erwähnten Kind den offenbaren Vorzug des Eichelkaffees vor der so hochgepriesenen Chinarinde? Berechtigt dies nicht zu der Hoffnung, dass die Chinarinde von der einheimischen Frucht des Eichenbaums bei der Behandlung der Malaria verdrängt wird?

Herr Dr. Joseph Frank, gegenwärtig Professor in Wilna, empfiehlt die gerösteten Eicheln bei der Lungenschwindsucht, weil sie nur gelinde reizen, aber außerordentlich nähren. (*Erläuterungen der Erregungstheorie*, Heilbronn a. Neckar, 1803, S. 297 und 301.)

Herr Staatsrat Hufeland sowie Herr Prof. von Hoven empfehlen gleichfalls den Eichelkaffee gegen Auszehrung und Rachitis sowie gegen alte Drüsenschwellungen und Ausschläge der Kinder, desgleichen im ersten Stadium der Lungentuberkulose als ein vorzügliches Mittel. **11)** (*Handbuch der praktischen Heilkunde*, Zweiter Band, Heilbronn am Neckar, 1805, S. 207, 200, 189 und 271.)

Leider vermisst man bei der Mehrzahl der genannten Schriftsteller eine ausführliche Anweisung über die Zubereitung des Eichelkaffees sowie über seine Dosierung, woran doch sehr viel gelegen sein muss, wenn er gut bekommen soll. Die oben ausgeführten medizinischen Schriftsteller haben zwar die Zubereitungsweise des Eichelkaffees angegeben, aber zu unbestimmt oder in zu starker Dosis. Daher ist es auch nicht verwunderlich, dass so viele Klagen über üble Wirkungen dieses Mittels lautgeworden sind.

Zweiter Abschnitt

Meine eigenen Beobachtungen und überzeugenden Erfahrungen seit 48 Jahren, nebst meiner sicheren Anwendungsweise dieser Mittel

Im Jahr 1776 fing ich das medizinische Studium an, wo ich die Kollegen des damaligen Leibarztes und Professors Weikard in Fulda besuchte. In eben jenen Jahren wurde der Eichelkaffee zum Modemittel erhoben und von Ärzten, Feldscheren und Quacksalbern ihren Patienten gegen fast alle erdenkliche Übel geraten. Er wurde von vornehmen und einfachen Frauen als beliebtes Getränk bereitet, bald zu stark, bald zu schwach und vielfach nach Willkür gebraucht. Daher waren auch die Wirkungen dieses gepriesenen Mittels bald gut, bald schlecht, so dass man zu gleicher Zeit Lob und Tadel hörte.

Dieser Enthusiasmus für den Eichelkaffee ließ bald wieder nach unter dem großen Haufen der Nichtärzte und namentlich der Ärzte, die damit kein Geld machen konnten und daher dieses Mittel nur anfänglich, gewissermaßen der Mode halber, einige Male ihren Patienten verordneten. Bald aber ließen sie davon ab, unter dem Vorwand, er stifte mehr Schaden als Nutzen. Gründliche Ärzte dagegen lernten bald den wahren Wert der Eicheln kennen, widmeten diesem kräftigen Mittel ihre Aufmerksamkeit und verordneten es mit Vorsicht und Besonnenheit, wodurch sie von dessen vielfachem Nutzen immer mehr überzeugt wurden.

Dasselbe geschah auch mit der Eichenrinde, nur waren es wenige Ärzte, die für diese einheimischen Mittel eingenommen waren. Die Weidenrinde wurde vor einiger Zeit von mehreren Ärzten als Ersatzmittel der Chinarinde gegen Malaria gepriesen, ein Beweis, dass diese Ärzte die weit wirksameren Heilkräfte der Eiche und ihrer Rinde und ihren Früchten nicht kennen.

Während des langen Zeitraums vom Jahr 1776 bis heute habe ich all die günstigen Resultate, welche andere Ärzte mit den Produkten aus dem Eichenbaum erzielt haben, mit Vergnügen verzeichnet und habe mich auch in meiner ärztlichen Praxis dieser Mittel bedient, so oft sich die Gelegenheit dazu fand, und ich kann sagen, meine Vorliebe für die einheimischen Heilmittel hat mich nie gereut.

Die Zubereitung der Eicheln und des Eichelkaffees geschieht auf folgende Weise:

Die Eicheln werden im Herbst, wenn sie reif sind, (wenn sie nämlich von selbst vom Baum fallen), gesammelt und geschält, der Kern in kaffeebohnengroße Stückchen zerschnitten und bei gelinder Ofenwärme gedörrt. Hierauf werden sie an einem trocknen Ort aufbewahrt, wo sie sich mehrere Jahre gut halten.

Es ist nicht gut, die Eicheln vor dem Dörren mit heißem Wasser anzubrühen, wie dies manche tun, um ihnen den bitteren Beigeschmack zu nehmen, weil ihre Heilkraft dadurch vermindert wird.

Beim Gebrauch als Kaffee werden die Eicheln wie Kaffeebohnen zuerst geröstet, aber nicht schwarz, sondern nur gut braun. Dieses ist unbedingt notwendig, weil die zu stark gebrannten Eicheln ihre Kraft völlig verlieren.

Frische Eicheln lassen sich nicht gut rösten, weil sie zu viel Feuchtigkeit enthalten, daher müssen sie immer zuvor gedörrt werden.

Die so gerösteten Eicheln dürfen aber nicht wie Kaffeebohnen in einer Kaffeemühle gemahlen werden – wie die obengenannten medizinischen Schriftsteller vorschreiben –, weil hierdurch das Getränk breiartig und trübe wird, sondern sie müssen in einem Mörser zu einem groben Schrot gestoßen werden; dann wird das Getränk ganz hell.

Nach dem Rösten müssen die Eicheln sofort in einem Mörser gestoßen werden; denn lässt man sie einige Zeit, nachdem sie geröstet worden sind, liegen, so werden sie zäh und lassen sich dann schwer zu Pulver stoßen. Das derart bereitete Eichelpulver wird nun etwa eine Viertelstunde lang in einer entsprechenden Menge Wasser gekocht, damit die Kraft aus dem Eichelpulver ausgezogen wird. Hierauf lässt man das Ganze eine Weile stehen, seiht dann den Absud gut durch, setzt ihm Sahne und Zucker zu und trinkt ihn anstatt Kaffee. Viel angenehmer schmeckt aber dieses Getränk, wenn etwas Kaffeebohnen mit dazu verwendet werden. Die gemahlenen Kaffeebohnen werden erst gegen Ende des Kochens zum Eichelmehl getan, damit nicht durch das Kochen das Aroma des orientalischen Kaffees verfliegt.

Der Hauptpunkt bei der ganzen Sache ist die richtige Dosis des Eichelpulvers, d. h., dieses nicht in Übermaß zu nehmen, weil sonst Nebenwirkungen erfolgen. Denn die Eicheln gehören, wie alle Teile des Eichbaumes, zu den ziemlich heftig wirkenden Mitteln, die mancherlei Beschwerden verursachen, wenn sie in zu großer Menge gebraucht werden, oder wenn sie für den betreffenden Krankheitsfall nicht angezeigt sind.

Man höre nur eine diesbezügliche Klage des seligen Dr. Gesenius in Nordhausen. Er schreibt: „Als ein Mittel, der geschwächten Verdauung aufzuhelfen, Blähungen zu vertreiben und folglich auch hypochondrische Beschwerden zu lindern, wurde der Eichelkaffee vor etlichen Jahren hochgepriesen. Da ich mir in dieser Hinsicht wirklich von ihm etwas versprach, so bestimmten mich die Lobeshymnen Weikards, der am eigenen Leib gute Erfahrungen mit ihm gemacht zu haben versicherte, zu versuchen, was er in diesem Fall mir Gutes stiften würde. Ich gestehe aber, dass er mir so vieles Ungemach, Beängstigung, Hartleibigkeit, Drücken im Unterleib und dergleichen verursacht hat, dass ich ihn weder wieder trinken, noch zu dem Zweck, dessen Erreichung ich von ihm erhoffte, andere Leute trinken lassen werde.“ (*Handbuch der praktischen Heilmittellehre*, zweite Auflage, 1799. S. 295.)

Dieses voreilige und übereilte Urteil muss man der hypochondrischen Neigung des seligen Dr. Gesenius zugutehalten. Später schickte er mir nämlich eine ausführliche Beschreibung seiner Krankheit und ersuchte mich um Rat. Seine Leiden konnte indes der Eichelkaffee nicht heilen, weil er ihn vermutlich nach den Anweisungen seiner Lobredner zu stark getrunken hat, infolgedessen sich seine Beschwerden so sehr verschlimmerten.

Um heftige und nachteilige Wirkungen des Eichelkaffees zu verhüten, pflege ich meine Patienten anzuweisen, stets mit einer kleinen Menge Eicheln die Kur zu beginnen, und solche alle paar Tage etwas zu vermehren, bis eine günstige Wirkung zu verspüren ist. Diese Vorsicht ist besonders nötig bei schwächlichen und reizbaren Individuen, die zu Krämpfen und Leibschmerzen oder zur Hartleibigkeit neigen. Ich lasse in solchen Fällen die Kur mit einem Quentchen (ungefähr 4 Gramm) gerösteter Eicheln auf den Tag beginnen und diese Gabe nach und nach steigern, alle paar Tage um ein halbes, oder alle acht Tage um ein ganzes Quentchen mehr, je nachdem, wie die Wirkung des Mittels sich äußert, bis eine Menge von zwei, selten von drei Lot pro Tag erreicht worden ist. Auf diese Weise hat man die Wirkung der Eicheln ganz in seiner Gewalt. Bei Kindern lasse ich mit einem halben Quentchen pro Tag anfangen und die Gabe bis zu einem halben Lot (ungefähr 7,5 Gramm), mitunter auch etwas darüber, steigern. Bei Erwachsenen aber lasse ich gleich mit einem halben Lot die Kur beginnen.

Immer lasse ich die Quantität der Eicheln nach Gewicht bestimmen, wobei ich immer geröstete Eicheln meine. Diese Art zu verfahren ist ganz sicher und verhütet manchen Nachteil.

Auf ein Quentchen gerösteter und gestoßener Eicheln nimmt man so viel Wasser, dass es, wenn der Kaffee fertig ist, mit der Sahne eine Tasse ausmacht. Verbraucht man an einem Tag ein Lot oder mehr Eicheln, so nimmt man die eine Hälfte morgens und die andere Hälfte nachmittags zum Kaffee, wobei anderthalb bis zwei Quentchen Eicheln auf eine Tasse Wasser kommen, das Getränk also stärker an Geschmack wird.

Bei Kindern bereitet man aus einem halben Quentchen Eichelpulver eine Tasse Kaffee mit so viel Milch, dass es anderthalb bis zwei Tassen Milchkaffee ergibt, wovon dem Kind die eine Hälfte morgens und die andere nachmittags nach und nach gereicht wird.

Die Kinder trinken diesen Kaffee recht gern, sowohl unvermischt wie auch mit etwas Bohnenkaffee- oder Kakaozusatz. – Auch trocken ist das Pulver der gerösteten Eicheln, mit gleichen Teilen Zucker vermischt, angenehm zu nehmen, etwa zwei- oder dreistündlich einen kleinen Kaffeelöffel voll. Selbst Kinder nehmen das Eichelpulver ohne Nachteil und mit Vergnügen.

Beim Gebrauch des Eichelkaffees muss berücksichtigt werden, ob der Stuhlgang täglich erfolgt oder nicht. Ist Verstopfung eingetreten, so darf die Quantität der Eicheln nicht vermehrt werden, sondern im Gegenteil, man vermindert sie etwas. Man tut am besten, wenn man bei einer Eichelkaffee-Kur die Diät so einrichtet, dass täglich ausgiebiger Stuhlgang erfolgt, und das lässt sich recht leicht bewerkstelligen, wenn man täglich solche Speisen genießt, die ohne jeglichen Reiz verdauungsfördernd wirken.

Ich füge hier einen Speisezettel bei, nach welchem sich einer meiner Kranken richtet, der sich in bezug auf den täglichen Stuhlgang ganz wohl dabei fühlt, obschon er alle Morgen und Nachmittage zwei Tassen Eichelkaffee trinkt und früher oft an Verstopfung litt.

Dieser Speisezettel besteht aus folgenden Nahrungsmitteln:

Solange die Jahreszeit Kirschen liefert, esse man täglich ein- bis anderthalb Pfund süße Kirschen, wovon ein Teil schon morgens vor oder nach dem Kaffee gegessen werden kann. Ferner genieße man abwechselnd:

- Erdbeeren,
- Himbeeren,
- Aprikosen,
- Pfirsiche,
- saftige Birnen,
- Äpfel von den besten Sorten,
- Pflaumen,
- Weintrauben,

- im Winter gedörrte Pflaumen (Zwetschgen), täglich sechs bis zwölf Stück,
- gebratene Äpfel,
- Apfelmus,
- Buttermilch,
- Butter,
- saure oder süße Sahne (Rahm) mit Schrotbrot,
- eine gute Portion saure Sahne mit dicker Milch (Sauermilch) und Schrotbrot,
- saftige, zarte Gemüsearten wie Spinat, gelbe Rüben und Salat,
- Gurken,
- weißgedämpften Krautsalat,
- Sauerkraut,
- Hammelbraten mit Wirsing,
- in Butter gebratenen Stockfisch,
- Hasenbraten mit Krautsalat etc.

All diese Obstsorten und Gerichte wirken verdauungsfördernd und sind zu diesem Zweck besser und angenehmer als jedes Abführmittel aus der Apotheke.

Dieser Speisezettel passt hauptsächlich für Personen mit trockenem Körper und festen, gespannten Fasern, wie das bei vielen Männern der Fall ist. Diese neigen besonders zur Verstopfung.

Das weibliche Geschlecht dagegen wird zufolge seiner zarteren Organisation nicht so leicht vom Eichelkaffee verstopft.

Entsteht aber die Stuhlverstopfung von Erschlaffung und Untätigkeit des Darmkanals, so kann von obigem Speisezettel nur teilweise Gebrauch gemacht werden. In diesem Fall ist der Eichelkaffee selbst das beste verdauungsfördernde Mittel, indem er den erschlafften Darmkanal wieder kräftigt und ihn befähigt, seine Funktionen zu verrichten und die Exkremente fortzuschaffen.

Der Eichelkaffee kann daher mit bestem Erfolg bei den meisten Krankheiten als Stärkungsmittel angewandt werden, so bei Magenschwäche, Appetitmangel, schlechter Verdauung, Blähungen, Sodbrennen, bei Durchfall, bei der Ruhr nach vorausgegangener Ausleerung, bei allgemeiner Körperschwäche, nach überstandenen schweren Krankheiten, bei Ödemen, gegen Blutflüsse und Fehlgeburten, die ihren Grund in allgemeiner oder örtlicher Schwäche des festen Gewebes haben; bei Nervenschwäche, Hypochondrie und Hysterie, nervöse Reizbarkeit und Überempfindlichkeit, Impotenz, Pollutionen, weißem Ausfluss, Abzehrungen verschiedener Art, Malariaanfälle und Abmagerung der Kinder sowie gegen viele andere Kinderkrankheiten.

Hunderte durch Eichelkaffee erzielte Kurerfolge, könnte ich anführen! Ich will aber damit nicht weitläufig sein und werde daher nur wenige Heilungsgeschichten mitteilen, um dem Leser die Überzeugung nahezubringen, dass der Eichelkaffee in vielen Fällen ein höchst wirksames Heilmittel ist.

Häufiges Aufstoßen

Eine Dame namens V. (aus M.) ersuchte mich 1779 um ärztlichen Rat gegen lästiges Aufstoßen, das sie täglich nach Tisch lange plagte. Sie litt schon viele Jahre daran, hatte bereits mehrere erfahrene Ärzte zu Rate gezogen und manche von ihnen verordnete Arznei ohne jeglichen Erfolg eingenommen. Ich riet dieser Dame, Eichelkaffee zu trinken, und sehr bald blieb das Rülpsen nach Tisch gänzlich und dauernd weg.

Da das Entfernen der trübenden Stoffe mit den gewöhnlichen Küchenmitteln nicht hinreichend war, den Eichelkaffee klar herzustellen, kam diese Dame zuerst auf die Idee, die gerösteten Eicheln, anstatt sie zu mahlen, in einem Mörser zu einem groben Pulver zu stoßen, wodurch der Kaffee ganz hell wurde. Dieser Kunstgriff war bis dahin noch keinem meiner Patienten eingefallen, obschon viele von ihnen über das trübe Aussehen des Eichelkaffees klagten.

Der Mann dieser Dame fand diese Kur so wichtig, dass er wünschte, ich möchte sie wegen ihrer Vorzüglichkeit zum Gegenstand meiner Inaugural-Dissertation bei meiner Promotion in Heidelberg (1781) wählen. Ich behandelte aber in meiner Dissertation ein anderes Thema, machte jedoch unter den Thesen dem Eichelkaffee ein großes Kompliment.

Fehlgeburt

In Bad Brückenau, wo ich 33 Jahre lang ordentlicher Badearzt war, hatte ich jährlich vielfach Gelegenheit, den Eichelkaffee zu verordnen. Es kamen jährlich Damen hin, die Hilfe suchten gegen zu starke Menstruation, Fehlgeburt, weißen Ausfluss, Nervenschwäche etc.

Ich ließ in solchen Fällen die Kur zunächst mit Bädern sowie mit dem Trinken des dortigen Mineralwassers machen und gab nach Ende der Kur meinen Patientinnen bei ihrer Abreise eine Anleitung mit, wie sie zu Hause den Eichelkaffee zur Nachkur trinken sollten, und ich hatte das Vergnügen, nach vollendeter Eichelkaffee-Kur erfreuliche Nachrichten von deren gutem Erfolg zu erhalten.

Gegen Fehlgeburten ließ ich nicht nur den Eichelkaffee monatelang trinken, sondern ließ auch noch die Eichenrinde äußerlich anwenden, und zwar in einem breiten Gürtel, den die betreffenden Damen tief um den Unterleib tragen mussten. Dieser Gürtel sollte alle Morgen an der Innenseite (die dem Unterleib anliegt) mit Burgunder oder Pontac (Bordeaux) befeuchtet werden.

Dieses Verfahren in Verbindung mit der Eichelkaffee-Kur hat schon mancher bekümmerten jungen Gattin das Glück verschafft, ihre Leibesfrucht bis zur Reife auszutragen und eine frohe Mutter zu werden.

Weißer Ausfluss

Gegen dieses lästige und oft hartnäckige Übel lasse ich mehrere Monate lang Eichelkaffee trinken, bis zur völligen Tilgung des Ausflusses. Zugleich lasse ich etwas Eichenrinde abkochen und mit dem Absud Ausspülungen (mittels eines Irrigators) machen, was den Heilerfolg wesentlich fördert.

Auch bei diesem äußerlichen Mittel gilt die wichtige, praktische Regel, nicht zu stürmisch zu verfahren und die Ausspülungen nicht gleich zu stark zu machen, sondern zu Beginn den Absud schwach zu bereiten und nur nach und nach die

Quantität der zu kochenden Eichenrinde ein wenig zu vermehren. (Ungefähr einen Esslöffel voll zerkleinerter Eichenrinde, die in jeder Apotheke und Drogerie pfundweise billig verkauft wird, auf ungefähr einen Liter Wasser). Solche glücklichen Heilerfolge könnte ich in Menge anführen.

Große Magenschwäche, saure, schlechte Verdauung, Unterleibskrämpfe und häufiger Durchfall

Herr v. S. aus F. kam im Sommer 1807 nach Brückenau, um eine Kur durchzuführen. Er klagte über mangelnden Appetit, beständige Säure im Magen, schlechte Verdauung, krampfartige Schmerzen im Unterleib und häufige Durchfälle, obschon er sich im Essen sehr mäßigte und alle schwerverdaulichen Speisen vermied. Dieser Kurgast bat um meinen ärztlichen Rat, und ich verordnete ihm unter anderem, Eichelkaffee zu trinken, was ihm recht gut bekam und seine Beschwerden allmählich beseitigte. Nach beendeter Badekur reiste Herr v. S. zufrieden mit dem erzielten Erfolg ab, wobei ich ihm riet, den Eichelkaffee auch zu Hause weiterhin zu trinken.

Am 8. Juli 1808 hatte ich das Vergnügen, Herrn v. S. wieder in Bad Brückenau recht munter ankommen zu sehen. Er erzählte mir gleich hochvergnügt, dass er sich nach der vorjährigen Bade- und Eichelkaffee-Kur äußerst wohl befinde, und dass er den Eichelkaffee noch immer täglich trinke und ihn nie werde ausgehen lassen.

Herr v. S. meinte, er sei jetzt ein ganz anderer Mensch geworden, könne nunmehr auch die schwerverdaulichsten Speisen, die er zu genießen früher nicht wagen durfte, ganz gut vertragen, und seine ehemaligen Beschwerden seien gänzlich verschwunden.

Auszehrung in Folge langwieriger Durchfälle

Vor etwa sechs Jahren wurde mein ärztlicher Rat für das anderthalb Jahre alte, kranke Töchterchen des Handelsmanns F. in Fulda erbeten. Das Kind war blass und ganz abgezehrt, und das Fleisch hing ihm wie Lappen an den Gliedern. Ein schon lange bestehender Durchfall nahm ihm alle Säfte und Kräfte. Viele Arzneien waren bereits der Kleinen von einem tüchtigen Arzt verordnet worden, doch ohne die Krankheit beseitigt zu haben.

Ich verordnete den Eichelkaffee, und zwar ließ ich nur mit einem halben Quentchen Eicheln (ungefähr 2 Gramm) pro Tag anfangen, eine mit

Zucker und Milch versüßte Tasse Kaffee daraus bereiten und dem Kind nach und nach davon zu trinken geben. Die Gabe der Eicheln wurde allmählich langsam vermehrt und einige Wochen lang so fortgefahren, wobei der Gesundheitszustand des Kindes sich bald besserte und der Durchfall allmählich ganz aufhörte.

Der langentbehrte Appetit stellte sich wieder ein, und der Körper nahm an festem Fleisch und Kräften zu, so dass das Kind in ganz kurzer Zeit vollkommen wieder hergestellt war. Es blieb auch die ganze Zeit bis jetzt gesund, wächst freudig heran und ist nunmehr ein blühend aussehendes Mädchen, wie mir ihre Mutter, hochvergnügt über die erfolgreiche Eichelkaffee-Kur, noch im vorigen Sommer selbst erzählte.

Häufiges Urinieren/Blaseninkontinenz

Vor mehreren Jahren schrieb mir ein Herr von über sechzig Jahren aus Franken, dass er schon seit geraumer Zeit an häufigem Urinabgang und blinden Hämorrhoiden leide, in Folge dessen er sichtbar an Fleisch und Kräften abgenommen und einen schnellen, fieberhaften Puls habe, der seinem Arzt bedenklich erschien. Auch sei sein Appetit gänzlich verschwunden, er könne nichts essen und müsse sich zwingen, nur etwas Suppe und allenfalls ein weichgekochtes Ei zu genießen. Brot und Wein seien ihm ganz zuwider; der Stuhlgang sei hart und trocken und fehle oft vollständig.

Sein Arzt habe ihm Chinarinde und Abführmittel verordnet, doch besserte sich sein Zustand nicht. Ich antwortete dem Kranken, er solle alle Abführmittel weglassen und statt der Chinarinde Eichelkaffee trinken. Auch gab ich ihm die Anweisung, wie solcher zu bereiten sei. Ich riet ihm, mit einer kleinen Dosis Eichelpulver zu beginnen und diese behutsam nach und nach zu steigern. Statt Abführmittel zu nehmen, solle er sich an die Speisekarte halten, die ich ihm schreiben wolle, was bei ihm umso notwendiger sei, als die Eicheln bei Älteren zu verstopfen pflegen.

Ich versicherte ihm, dass die Küche oft die beste Apotheke sei und dass er die stopfende Eigenschaft der Eicheln gar nicht zu fürchten habe, wenn er sich nach meiner vorgeschriebenen Diät richten würde. Ich hörte lange Zeit nichts von seinem Schicksal, bis endlich eines Tages ein weitläufiges Schreiben von ihm bei mir anlangte, aus dem ich hier nur folgendes miteile:

„Dank Ihnen und Ihrem herrlichen Eichelkaffee! Ich habe die ganze Zeit genau nach Ihrer Vorschrift gelebt und befinde mich überaus wohl. Der Eichelkaffee machte mir bald Appetit, wie Sie es mir voraussagten. Ja, das ist eine bessere Arznei als die widerliche und teure Chinarinde! Ihre verdauungsfördernden Speisen wie Fleisch mit Sauerkraut, Hasenbraten mit Krautsalat, Gartensalat und gekochte Pflaumen, sind das nicht weit herrlichere Arzneien? Anfangs achtete ich nicht sonderlich auf die vorgeschriebene Diät und fing die Kur nur mit dem Eichelkaffee an, der mich aber verstopfte. Infolgedessen sah ich mich veranlasst, Ihre Kurvorschrift genauer zu beobachten und aß daher Pflaumen etc., was mir gelinden Stuhlgang verschaffte.

Nachher wechselte ich ab mit den übrigen verdauungsfördernden Speisen nach dem mir vorgeschriebenen Ernährungsplan, wobei ich regelmäßig täglich 1-2 Mal leichten Stuhlgang hatte. – Sie haben wahrlich recht, dass die Küche oft die beste Apotheke ist!

Die Hauptbeschwerden wie häufiger Harndrang, fieberhafter Puls, Magerkeit etc., sind nun ganz verschwunden. Ich bin wieder bei Leibe und bei Kräften, schlafe gut und bin des Lebens wieder froh. Auch schmecken mir nun Bier und Wein wieder recht gut. Seit ich täglich leichten Stuhlgang habe, empfinde ich gar keine Beschwerden von Hämorrhoiden mehr.

Den Spaß, welchen ich mit unserem Doktor hatte, möchte ich doch auch erzählen. Als mein Gesundheitszustand trotz des vielen Medizineinnehmens immer schlimmer wurde, gab ich ihm meine Unzufriedenheit darüber auf eine feine Art zu verstehen. Von dieser Zeit an kam er nicht mehr über meine Türschwelle. Zu meinen Bekannten äußerte er, ich sei verloren und würde nicht mehr lange unter den Lebenden weilen. Dieses erfuhr ich, als ich bei meiner Eichelkaffee-Kur schon auf dem Weg der Besserung war, und lachte daher über diese Nachricht. Da sich nun mein Gesundheitszustand bedeutend verbesserte, wie sich jeder, der mich sah, verwundernd überzeugte, was auch zu den Ohren meines Arztes gelangte, so besuchte er mich eines Tages, um seine Neugier zu befriedigen, ob es denn wirklich wahr sei, was ihm die Leute von meiner unerwarteten Genesung erzählten. Gleich bei seinem Eintreten ins Zimmer sah ich ihm seine Verwunderung deutlich an.

Er gratulierte zu meiner Besserung und fragte gleich, welchen Arzt ich habe und was für Arzneien ich gebraucht hätte. Ich nannte hierauf Ihren Namen und versicherte dabei, dass ich eigentlich gar keine Arzneien aus der Apotheke, sondern weit angenehmere und wirksamere Dinge aus Küche und Keller gebraucht hätte. ‚Ist das Spaß oder Ernst?', fragte er verwundert. ‚Völliger Ernst', antwortete ich und erzählte ihm nun von meiner Eichelkaffee-Kur und meiner Diät, denen ich meine wiedererlangte Gesundheit zu verdanken habe, was der Aesculap[8] nicht glauben wollte, bis ich ihn durch Ihren Brief überzeugte. Vor Ver-

---

[8] Gott der Heilkunde.

wunderung schüttelte er den Kopf samt der viellockigen Perücke dergestalt, dass der dick aufgetragene Puder nur so davonstäubte."

Auch diese Geschichte zeigt zur Genüge, wie außerordentlich hilfreich sich der Eichelkaffee auch bei hartnäckigen, chronischen Leiden erweist, und dass eine zweckmäßige Diät mehr Nutzen leistet als die teuersten Medikamente, was die Ärzte wohl beherzigen sollten.

Siebenwöchige Gebärmutterblutung

Am 17. Juli 1818 kam Frau B. aus S. in Bad Brückenau an. Sie war von ihren Ärzten an mich überwiesen worden. Die Kranke, 40 Jahre alt, war von großer Statur, aber sehr kraftlos, weil sie ihre Menstruation zu oft und zu lang anhaltend hatte, so dass sie während dieser Zeit zu Bett liegen musste. Sie durfte weder Wein noch Bier noch Kaffee trinken, weil davon sofort allgemeine Aufregung und vermehrter Blutabgang entstand. Der Puls war schwach und gleichmäßig, der Schlaf sehr unruhig und mit vielen Träumen.

Ihre eigentliche Krankheit war ein schon sieben Wochen lang anhaltender Gebärmutterblutfluss. Von jeher hatte sie ihre Periode alle drei Wochen sehr stark und acht bis zehn Tage lang. Das abgehende Blut war ganz dünn und wässrig. In der Zwischenzeit war der Blutfluss nicht so stark, dauerte aber immerhin fort. Drei der geschicktesten Ärzte in der Stadt hatten die Kranke zu Hause behandelt, jedoch ohne jeden Erfolg.

Da dachte ich, wir haben ja den Eichbaum mit seinen Früchten! Der soll seine Aufwartung machen, und dann muss es wohl besser werden. Denn nach meiner Ansicht musste hier auf die Verbesserung der ganzen Säftegleichgewichts sowie des dünnen, wässrigen Blutes hauptsächlich Rücksicht genommen werden, um letzterem wieder Substanz und Kleber (Gluten) zu verschaffen. Ich verordnete daher, Tierleim, in süßer Milch aufgelöst und mit Zucker versüßt, zu nehmen und dabei Eichelkaffee zu trinken.

Mit diesen beiden Mitteln ließ ich vier Wochen lang fortfahren, und diese einfachen, angenehmen und billigen Arzneien bewirkten, dass der Blutfluss gleich in den ersten Tagen etwas nachließ, am fünften Tag schon gänzlich aufhörte, und die Periode sich erst nach vier Wochen einstellte. Infolgedessen wurde das Wohlbefinden dieser Dame mit jedem Tag besser. Appetit und Kräfte nahmen bald zu, und nach Verlauf einiger Zeit fühlte sie sich recht wohl.

Durchfall

Vorigen Herbst bekam hier eine Dame einen anhaltenden Durchfall mit heftigen Leibschmerzen. Ihre Ärzte behandelten sie sorgfältig, ließen es nicht an den kräftigsten Arzneimitteln fehlen, und nach einigen Wochen war auch die Patientin weitgehend hergestellt, doch zeigte sich der Durchfall nachher bisweilen wieder.

Diese Dame erbat sich nun meinen ärztlichen Rat, und ich verordnete ihr, eine Woche lang täglich morgens und abends je zwei Tassen Eichelkaffee mit Sahne und Zucker zu trinken. Zu diesem Getränk wurden täglich zwei Quentchen (ungefähr 7,5 Gramm) Eichelpulver nebst etwas Kaffeebohnen verwandt. Schon am zweiten Tage hörte der Durchfall auf und hat sich nicht wieder gezeigt, obschon damals die Schlachtzeit begann, wo Würste und fettes Fleisch genossen wurden, die den Durchfall leicht wieder hätten hervorrufen können. Man sieht auch hieraus, dass die Heilwirkung der Eicheln nachhaltiger ist als die der besten Medikamente. Diese Dame versicherte, „der Eichelkaffee habe ihr so gut geschmeckt, dass sie ihn auch ferner auf diese Art trinken könnte“.

Als ich Vorstehendes eben niedergeschrieben hatte, bekam ein hiesiger, hochbetagter Herr starken Durchfall, der sich des Nachts acht Mal wiederholte, wobei die Kräfte des Patienten zusehends sanken und dessen Puls regelmäßig und schwach wurde, so dass das Schlimmste zu befürchten war. Auf meinen Rat hin trank der Patient am nächsten Morgen und Nachmittag je zwei Tassen Kaffee, der aus einem halben Lot (ungefähr 7,5 Gramm) Eicheln und etwas orientalischen Kaffeebohnen bereitet und mit Sahne und Zucker versüßt war, und dies reichte aus, um dem Übel schleunigst ein Ende zu machen, so dass dieser Herr den folgenden Tag vollkommen wohl und bei gutem Appetit war. „Oh, die herrlichen Eicheln!", rief er aus, als ich ihn wiedersah. **12)**

Man hat noch eine andere, einfache und unter Umständen sehr wertvolle Methode, die Eicheln in Krankheitsfällen als Heilmittel anzuwenden. Man gibt nämlich die Eicheln einem milchgebenden Tier, am besten einer Ziege, zu essen, und lässt dann den Kranken die frisch gemolkene Milch trinken. Diese wirkt in gleicher Weise wie die Eicheln selbst.

So ließ ich vor einigen Jahren einer Ziege morgens, mittags und abends je eine Handvoll gedörrte Eicheln mit dem Futter reichen, und das Kind des hiesigen Bürgers N., welches an Durchfall litt, am Euter dieser Ziege saugen, und in wenigen Tagen war die Diarrhöe dauerhaft behoben. Ziegen essen die Eicheln mit Lust.

Der Eichelkaffee leistet nicht nur als vortreffliches Heilmittel bei verschiedenen Krankheiten entschiedenen Nutzen, sondern auch als gewöhnliches Getränk, mit orientalischem Kaffee vermischt, hat er einen besonderen Wert, indem er nährend und stärkend ist, welche Eigenschaften der orientalische Bohnenkaffee nicht besitzt, der im allgemeinen aufregend wirkt, und wenn er zu häufig oder zu stark getrunken wird, fliegende Hitze, Blutwallungen, Zittern der Glieder, Nervenschwäche, Blutflüsse usw. verursacht.

Wie viel könnte ein bürgerlicher Haushalt das Jahr durch ersparen, wenn auch nur die Hälfte Eicheln zu den orientalischen Kaffeebohnen genommen würde? Man kann aber auch drei, ja sogar vier Teile Eicheln zu dem vierten oder fünften Teil orientalischer Kaffeebohnen nehmen, und das hieraus mit Sahne und Zucker bereitete Getränk lässt sich ganz gut trinken, wenn das Eichelmehl richtig hergestellt wird.

Wer davon verstopft wird, nehme anfangs weniger Eichelmehl, bis er sich daran gewöhnt hat, oder halte sich an die oben angegebene, verdauungsfördernde Diät.

Wenn man den Eichelkaffee nicht als Arznei, sondern als gewöhnliches Getränk gebrauchen will, tut man gut daran, den Eicheln vor deren Gebrauch das Bittere und Loheartige zu nehmen, wodurch das Getränk dann besser schmeckt, weniger Zucker erfordert und weniger verstopft.

Man verfährt dabei auf folgende Art:

Nachdem die Eicheln geschält sind, übergießt man sie mit heißem Wasser und lässt sie eine halbe Stunde lang darin liegen. Dann wird das Wasser wieder abgegossen, und die Eicheln werden mit frischem Wasser abgewaschen.

Auch auf folgende Weise lässt sich dieser Zweck erreichen:

Man schält die Eicheln, während sie noch frisch sind, d. h., ehe noch der loheartige Saft in ihnen sie dunkelbraun gefärbt und verhärtet hat. Danach kocht man sie so lange, bis sie etwas weich und mehlig geworden sind und mit dem Finger zerdrückt werden können. Die großen Eicheln werden eher mehlig als die kleinen. Man achte also darauf, dass erstere nicht ganz zerkochen. Im allgemeinen lasse man die Eicheln so lange kochen, wie man gewöhnlich Kartoffeln kochen lässt.

Sind sie abgekocht, so wird die braune, herbe Brühe abgegossen, die Eicheln 2-3 Mal mit frischem Wasser abgespült, in Kaffeebohnen große Stücke geschnitten und dann getrocknet. Werden sie dann ganz langsam bei gelinder Ofenhitze gedörrt, so bleiben sie schön gelb. Bei stärkerer

Hitze dagegen werden sie schwärzlich-braun, was ihnen aber weiter nichts schadet, da sie doch nachher wie die orientalischen Kaffeebohnen, und zwar gemeinsam damit, geröstet werden.

Auf diese Weise gedörrt kann man sie jahrelang aufbewahren, was auch nötig ist, da die Eicheln oft mehrere Jahre nacheinander nicht geraten. Die so zubereiteten Eicheln kann man ohne weiteres als den besten Ersatz für die Hälfte von Kaffeebohnen ansehen, und man schmeckt dann kaum heraus, dass es eine Mischung ist. Wer aber noch mehr sparen will, kann noch mehr Eicheln zu den Kaffeebohnen nehmen.

Der Luxus des Kaffeetrinkens ist bei Arm und Reich weit verbreitet. Viele kleine Leute entbehren lieber Fleisch und Brot als ihren Lieblingstrank, den Kaffee. Laut öffentlichen Berichten aus London vom 28. November 1823 hat Europa in diesem Jahr schon 1.364.000 Zentner orientalischen Kaffee konsumiert, 38.000 Zentner mehr als im Jahr 1822. – Welch ungeheure Menge, und welch ungeheure Summen Geldes schickt Europa alljährlich in fremde Länder, wovon aber die Hälfte zurückbehalten werden könnte, wenn sich die Leute nur entschließen würden, dem orientalischen Bohnenkaffee die Hälfte Eicheln zuzusetzen, wobei der Wohlgeschmack nichts verlöre, die Gesundheit sowie der Geldbeutel aber viel gewinnen würden.

Anmerkungen des Herausgebers

1) Waschungen mit Wasser, in welchem Eichenlaub oder Eichenrinde abgekocht wurde (ungefähr 30 Gramm Rinde auf ungefähr 750 Gramm Wasser, oder eine Hand voll Eichenblätter auf 1 bis 1,5 Liter Wasser), beseitigt oft den lästigen Schweiß in den Achselhöhlen und an den Füßen, das Wundsein durch langes Aufliegen usw. Bei Frostbeulen wirken Umschläge mit diesem Absud oft sehr gut.

2) Bei langwierigen Hautkrankheiten haben sich in meiner Praxis Eichenrindenbäder mit einer Temperatur von 28 bis 29° C vorzüglich bewährt. In einem Fall sogar, wo das Leiden bereits seit vielen Jahren bestand und allen dagegen angewandten Kuren hartnäckigen Widerstand leistete. Man bereitet die Eichenrindenbäder, indem man 1,5 bis 2 Pfund zerkleinerte Eichenrinde (Eichenlohe) stark mit Wasser abkocht, diese Abkochung dem Badewasser zusetzt und das Ganze auf ungefähr 28 bis 29° C temperiert. Dauer eines Bades: zwanzig bis dreißig Minuten. Danach spült man den Körper mit lauem Wasser (24-25 Grad) ab.

Auch schwächliche, an Auszehrung und Drüsenschwellungen und Ausschlägen sowie an Rachitis leidende Kinder bessern sich ungemein nach dem längeren Gebrauch dieser Bäder, die man wöchentlich drei bis vier Mal (etwa alle zwei Tage) wiederholt. Der Göttinger Professor Dr. J. Fr. Osiander erzählt in seinem Werk „*Volksarzneimittel*", Seite 214, von einem ganz erschöpften Mädchen, welches durch diese Bäder völlig geheilt wurde.

Auch gegen syphilitische Haut- und Muskelerkrankungen in allen Stadien wirken warme Eichenrindenbäder sehr heilkräftig, wenn dabei gleichzeitig eine vegetarische Diät monatelang eingehalten wird.

Ein mir bekannter Herr in den besten Jahren, von kräftigem Körperbau, litt seit ungefähr zwölf Jahren an einer syphilitischen Muskelerkrankung eines Oberschenkels und Oberarms. Durch Geschwürbildungen waren die Muskeln dort vollständig zerstört, so dass die Knochenhaut bloßlag.

Die Krankheit bot einen geradezu schaudererregenden Anblick. Quecksilber, das von „tüchtigen" allopathischen Ärzten innerlich und äußerlich (Schmierkur) dagegen verordnet und angewandt wurde sowie Jodkali, innerlich in starken Dosen, blieben erfolglos. Im Gegenteil, je mehr Quecksilber und Jodkali dagegen angewandt wurden, desto schlimmer gestaltete sich das Übel.

Auf meinen Rat hin führte dieser Herr eine Schroth-Kur drei Monate lang in einer der besten und berühmtesten Schroth'schen Kuranstalten durch, leider aber nur mit unvollkommenem und vorübergehendem Erfolg.

Denn kaum war der betreffende Herr von der Kuranstalt heimgekehrt, als das alte Übel in seinem ganzen schrecklichen Umfang von Neuem losbrach. Als letztes Mittel empfahl ich ihm nun Eichenrindenbäder und vegetarische Diät, welch letztere er schon einmal vor der Schroth-Kur, allerdings ohne Erfolg, eine Zeitlang beobachtete.

Er gebrauchte dieselbe über ein halbes Jahr, und sein Zustand besserte sich von Woche zu Woche, so dass er nach Verlauf von ungefähr einem Dreivierteljahr vollständig geheilt war und es bis heute – es sind seitdem bereits etliche Jahre verflossen – geblieben ist. Kein Rückfall erfolgte mehr.

Ich will noch bemerken, dass dieser Patient die Bäder in einer Temperatur von 33° C und darüber – wozu ich nicht riet – alle zwei Tage, manchmal aber auch täglich, nahm. Freilich besitzt er auch eine sehr kräftige Körperkonstitution und konnte daher die Bäder so heiß und so lange vertragen, obschon er sich unmittelbar nach jedem Bad infolge der hohen Temperatur und des darauffolgenden Nachschwitzens im Bett mehrere Stunden lang sehr matt fühlte. Schwächliche Patienten haben es aber nach meiner Erfahrung durchaus nicht nötig, so heiß zu baden. Weniger heiße Bäder, nämlich solche von 29 bis höchstens 30 Grad, tun es schließlich auch.

Dr. Kühner bezeichnet in seinem „*Handbuch der Naturheilkunde*“ (S. 156) Temperaturen von 20 bis 25 Grad als „*kühl*“, von 25 bis 30 Grad als „*lau*“, von 30 bis 35 Grad als „*lauwarm*“, von 35 bis 38 als „*warm*“, von 38 bis 42 als „*heiß*“ und von 42 bis 45 Grad als „*sehr heiß*“.

3) „Junge Eichenrinde, längere Zeit (eine halbe Stunde) abgebrüht, gibt einen heilkräftigen Absud. Man tauche nur ein Handtüchlein hinein und winde es als Wickel um den Hals. Solche Wickel lösen Verhärtungen auf und lindern geschwollene, entzündete Hälse. Wenn ein Kropf noch nicht zu groß und fest ist, sind sie selbst die wirksamsten und zugleich harmlosesten Kropfmittel. Mit den verstopften Drüsen räumen diese Wickel nicht weniger gründlich auf.

Wer an Mastdarmvorfall leidet, nehme fleißig Sitzbäder mit einem Absud von Eichenrinden, dazu zuweilen kleine Klistiere mit einem verdünntem Aufguss. Die lästigen und oft gefährlichen Mastdarmfisteln löst der Absud und heilt sie aus. Auch harte Geschwülste, die nicht entzündet sind, können ebenso behandelt und aufgeloht werden.“ (Kneipp, in: „*Meine Wasserkur*“.)

Auch gegen fieberlosen Gelenk- und Muskelrheumatismus (bei Abwesenheit von einem Herzklappenfehler) haben sich Eichenrindenbäder von ca. 30° C sehr gut bewährt. – Nach einigen Berichten sollen Umschläge von Eichenrindenabsud sich auch gegen die gefährlichen Milzbrand-Karbunkel nützlich erweisen.

4) Gegen Leistenbrüche bei Kindern wird geraten, nachdem der Bruch gerichtet wurde und vor der Auflegung des Bruchbandes, jedes Mal die Stelle mit einem starken Eichenrindenabsud anzufeuchten. (J. Lizard, in: Gräfe und Walthers *Journal der Chirurgie*, Band IV, 1822, S. 733.)

Bei einem chronischen Magen- und Darmkatarrh einer jungen Dame, gegen den ich schon manches mit mehr oder weniger Erfolg anwandte, leisteten feuchte Wickel des Leibes mit recht warmem Eichenrindenabsud gute Dienste.

5) In einem Fall von langwierigen, erschöpfenden Hämorrhoidenblutungen bei einem ungefähr 40-jährigen Mann haben sich kleine Bleibeklistiere[9] von Eichenrindenabsud (ein Esslöffel voll gehackte Eichenrinde in ungefähr einem halben Liter Wasser gekocht, und davon ungefähr ein Weinglas voll jedes Mal genommen), welche mittels eines Irriga-

---

[9] Ein Einlauf mit wenig Flüssigkeit, der längere Zeit im Darm behalten wird.

tors kühl in den Mastdarm eingegossen wurden, glänzend bewährt. Dabei ließ ich innerlich 2-3 Mal täglich ein halbes Tässchen Eichelkaffee trinken. Allmählich bei gleichzeitig nährender Diät, aber unter Ausschluss der alkoholischen Getränke, erholte sich der aufs Äußerste erschöpfte, bettlägerige Patient vollständig in ungefähr sechs bis sieben Wochen.

In einem zweiten, ähnlichen, sehr kritischen Krankheitsfall bewährten sich kleine Bleibeklistiere von Eichenrindenabsud nicht minder beeindruckend:

Ein hiesiger, ungefähr fünfjähriger Knabe von schwacher Konstitution, der in seiner früheren Kindheit manche schwere Krankheit schon durchgemacht hatte, bekam vorigen Winter die Masern in mäßiger Schwere. Seine Körpertemperatur betrug kaum 39° C, und das Allgemeinbefinden war zufriedenstellend. Am zweiten oder dritten Tag der Krankheit bekam der Junge plötzlich etwas Leibschmerzen, worauf er mit dem unmittelbar darauf folgenden Stuhlgang ungefähr eine halbe Tasse voll dunklen Blutes entleerte. Dies wiederholte sich drei Mal pro Tag.

Gegen Abend desselben Tages kam die Mutter des Kindes ganz erschreckt zu mir und teilte mir den soeben erwähnten Vorfall mit. Ich eilte sofort zu dem kleinen Patienten, den ich sehr erschöpft, schlummersüchtig und mit einer Körpertemperatur von kaum 38 Grad antraf. Ungesäumt ließ ich nach oben beschriebener Weise einen Eichenrindenabsud bereiten und dem Kind davon ungefähr alle fünf Stunden zwei bis drei Esslöffel kühl mit Hilfe eines Irrigators in den Mastdarm eingießen. Nebenbei ließ ich es nur kühle Milch und ab und zu einige Esslöffel voll kühlen Eichelkaffees trinken.

Der Erfolg war überwältigend. Denn von diesem Zeitpunkt an erholte sich das schwerkranke Kind von Stunde zu Stunde, die blutigen Ausleerungen zeigten sich nicht wieder, es trat überhaupt Verstopfung ein, und nach ungefähr 36 Stunden erfolgte normaler Stuhlgang. Nach 48 Stunden, als die Einläufe ausgesetzt wurden, zeigte sich wieder etwas dunkles Blut beim Stuhlgang, worauf die Einspritzungen mit dem gleichem Erfolg wie beim ersten Mal wiederholt wurden, und der Kleine allmählich vollkommen genas.

Gegen übermäßige Gebärmutterblutungen und Weißfluss empfiehlt H. Hendes, 30 Gramm Eichenrinde mit vier Tassen Wasser bis auf die Hälfte einzukochen und davon Einläufe zu machen.

Gegen die jauchigen Ausflüsse und den Gestank des Gebärmutterkrebses empfiehlt Prof. Osiander als Linderungsmittel kalte Einspritzungen mit Eichenrindenabsud. Ebenso bezeichnet Prof.

Osiander die Eichenrinde als „unstreitig eines der wirksamsten Gegenmittel des weißen Ausflusses".

In einem Fall sehr schwerer, mit besorgniserregender Herzschwäche einhergehenden Rachen- und Nasen-Diphterie bei einem sechsjährigen, blutarmen Mädchen mit Hautausschlag und Drüsenschwellungen, bei dem der diphteritische Belag nicht verschwand, trotz allgemeiner naturheilkundlicher Behandlung und Anwendung nasser Schwitzpackungen – die doch sonst das *non plus ultra* bei einer hydrotherapeutischen Diphteritisbehandlung nach Abklingen des Fiebers sind. Sie haben sich eigentlich in meiner 14-jährigen Praxis in etwa 200 Diphteritisfällen glänzend bewährt. Hier aber wandte ich neben verdünntem Kalkwasser (zu Gurgelungen und Nasenausspritzungen) Eichenrindenabsud an, und zwar mittels einer sechzig Gramm Flüssigkeit fassenden zinnernen Klistierspritze (um durch die mechanische Kraft die Einspritzungen wirkungsvoller zu gestalten), und ich hatte die große Freude, binnen kurzer Zeit eine allmähliche Lösung und Abstoßung des diphteritischen Belages bei gleichzeitiger Stärkung des bis dahin sehr schwach gewesenen, fadenförmigen und kaum zählbaren Pulses wahrzunehmen. Das anscheinend hoffnungslos darniederliegende Kind, das allgemein für verloren gehalten wurde, genas nach und nach unter Anwendung der entsprechenden Maßnahmen, speziell der nassen Schwitzpackungen, ohne dass irgendeine Folgekrankheit zurückgeblieben wäre.

Auch Dr. V. Friedrich erwähnt in seiner recht lesenswerten Schrift *„Diphteritis und deren erfolgreiche Behandlung nach langjährig bewährter Heilmethode"*, 1. Auflage 1884, S. 29, einen sehr schweren Diphteritisfall aus seiner Praxis, wobei er ebenfalls mit „Gerberlohe-Abkochung" mit Erfolg gurgeln und baden ließ.

6) „Die erste, beste und sicherste Hilfe bei allen Vergiftungen mit organischen, pflanzlichen Giftstoffen, z. B. mit Eisenhut, Tollkirsche, Herbstzeitlose, Fingerhut, Nikotin, Giftpilzen, Nachtschatten, Strychnin usw., ist immer die Gerbsäure, die man trinken muss, ehe das Gift schon ins Blut übergegangen ist. Zu diesem Zweck bereitet man einen Eichenrindenabsud, aus einer Handvoll Eichenrinde in einem Liter Milch abgekocht, und trinkt davon ab und zu. Reines Tannin, in Apotheken erhältlich, gibt man innerlich in Portionen von ein bis zwei Gran (ca. 1/16 Gramm) und höher, in halbstündigen Zwischenräumen. Es ist wunderbar, wie jede dieser zwei Anwendungen rasche und sichere Heilwirkung hervorbringt. Das erstgenannte Mittel, den Eichenrinden-Tee, kann man selbst bereiten. Er kostet nichts und ist besonders auf dem Land meist stets bei der Hand. Man muss ihn in Tontöpfen bereiten.

Gegen Blutspucken, auch gegen Magen- und Darmblutungen, dient ein Eichenrindenabsud von 30 Gramm Rinde in 180 bis 200 Gramm Wasser gesotten, mit etwas Zucker oder aromatischem Wein oder Pfefferminzwasser (des besseren Geschmacks wegen) versetzt, esslöffelweise eingenommen.“(Ulsamer.)

Gegen folgende Krankheiten wird Eichenrinde, mit anderen Kräutern vermischt, von Pfarrer Kneipp in seinem Werk *„Mein Testament“* zum innerlichen Gebrauch empfohlen:

Gegen Hautausschläge:

Morgens und abends je drei bis vier Esslöffel voll Tee von Eichenrinde, Salbei und Wermut (3 Gramm Eichenrinde, 2 Gramm Wermut und 1 Gramm Salbei in einer Tasse Wasser gekocht), esslöffelweise eingenommen.

Gegen Bettnässen:

Morgens und abends je vier Esslöffel Tee von Eichenrinde, Wermut und Schachtelhalm. (3 Gramm Eichenrinde, 2 Gramm Wermut und 3 Gramm Schachtelhalm.)

Gegen Schnupfen:

Neben dem Gebrauch von Attichwurzeln, die hier grundsätzlich empfehlenswert sind: Zusätzlich 3 Gramm Schachtelhalm und 8 bis 10 Stück zerstoßene Wacholderbeeren, in einer Tasse voll Wasser gekocht, und den Aufguss täglich in drei Portionen getrunken.

Ebenfalls: Eichenrinde, Wermut und Schachtelhalm. Dosis wie oben.

Gegen fieberlosen Durchfall Erwachsener:

Morgens und abends je 2 bis 3 Esslöffel voll Tee von Eichenrinde und Wermut trinken. (Dosis wie oben.)

Gegen geschwollene Füße:

Täglich eine Tasse Tee von Eichenrinde, Wermut und Schachtelhalm (Dosis wie oben) esslöffelweise gebrauchen. (1 bis 2-stündlich zwei bis drei Esslöffel voll.)

Gegen offene Beine:

empfiehlt Kneipp u. a. auch Eichenrindenabsud zum äußerlichen Gebrauch.

Gegen Blähungs-Kolik:

Zusätzlich zur Wacholderbeerkur: Eichenrinde, Wermut und Tausendguldenkraut (Eichenrinde 3 Gramm, Wermut 2 Gramm und Tausendgüldenkraut 3 Gramm), davon ein Tässchen täglich löffelweise zu gebrauchen.

Bei teilweise Gelähmten:

wirkt nach Kneipp positiv ein Tee von Eichenrinde, Wermut und Wacholderbeeren. (Dosis wie oben.)

Gegen Heiserkeit:

5-6 Löffel voll Eichenrindentee täglich einnehmen und mit diesem Tee auch öfters gurgeln.

Gegen Herzkrankheiten:

empfiehlt Kneipp einen Tee aus Eichenrinde und Wacholderbeeren, davon einige Esslöffel täglich trinken.

Gegen Hämorrhoiden:

einen Tee von Eichenrinde, Wacholderbeeren und Tormentillwurzel (letztere 3 Gramm).

Gegen Schnupfen und Verschleimung:

Morgens und abends je 3 bis 4 Löffel voll Tee von Eichenrinde, Schachtelhalm und Salbei (von letzterem 1 Gramm).

Gegen Darmtuberkulose:

Eichenrinden-, Wacholderbeeren- und Schachtelhalm-Tee, ein- bis zweistündlich einen Esslöffel voll.

Gegen frisch entstandenes, fieberloses Seitenstechen:

morgens, und abends je drei Esslöffel voll Eichenrinden- und Wacholderabsud. (Dosis wie oben.)

Gegen nervöse Harnbeschwerden:

Tee von Eichenrinde, Wermut oder Schachtelhalm, zwei bis drei Mal täglich 3-4 Esslöffel voll.

7) Auch mir ist eine Heilung von langwierigem Knochenfraß durch Eichenrindenbäder bekannt.

8) „Gegen heftiges Erbrechen kann man Galläpfel in Essig und weichem Wasser (Regenwasser) sieden, Tücher darein tauchen und diese auf den Magen auflegen. Auch bei Vergiftungen mit Metallsalzen und Alkaloiden, welche durch Gallus-

oder Gerbsäure gefällt und somit unschädlich werden, kann man im Notfall Galläpfel anwenden, z. B. bei Vergiftungen mit Blei, Antimon, Kupfer, Zinn, Emetin, Beratrin, Colchicin“, schreibt Kneipp darüber hinaus.

9) Prof. Osiander schreibt hierüber in seinem erwähnten Werk *„Volksarzneimittel“*, S. 182: „Der Eichelkaffee ist in solchen Fällen (Auszehrung der Kinder) von großem Nutzen, und er wird besonders von Autenrieth dringend empfohlen. Man schält die getrockneten Eicheln, schneidet sie in vier Teile und röstet und mahlt sie wie Kaffee. Um den Trank weniger herbschmeckend zu machen, kann man die durchgeschnittenen Eicheln über Nacht in Wasser legen und dann auf dem Ofen dörren, bevor man sie röstet. Das Pulver wird wie Kaffee gekocht, ungefähr ein Lot auf drei bis vier Tassen Wasser. Mit Milch und Zucker trinken die Kinder den Eichelkaffee gern. Man hat nur darauf achten, dass das Abgekochte nicht alt wird, denn es verdirbt leicht und wird sauer“.

10) „Der Eichelkaffee ist auch hier ein gutes, kräftigendes Mittel“. (Prof. Osiander.) – Auch Pfarrer Kneipp ist ein großer Verehrer und Lobredner des Eichelkaffees, besonders bei schwächlichen Kindern. In seinem Buch *„So sollt ihr leben“*, S. 82, schreibt er:

„Ganz besonders gut ist der Eichelkaffee. Wie die Bohnen von der Kaffeestaude zur Herstellung des Kaffees verwendet werden, gerade so kann man von den Eicheln auch solchen bereiten. Diesen möchte ich wegen seiner Nahrhaftigkeit und Gesundheit sehr empfehlen. Es ist nur schade, dass er nicht die wohlverdiente Gunst des Volkes hat", und auf Seite 100 des genannten Buches schreibt dieser berühmte Wasserarzt bezüglich des Eichelkaffees folgendes:

„Ich kannte eine Mutter, deren Kind sieben Wochen zu früh auf die Welt gekommen war. Es war ihr einziges Kind und der einzige Liebling. Es wurde ihr der Rat gegeben, sie solle ihm täglich in mehreren kleinen Portionen Eichelkaffee geben. So rettete sie ihr Kind, ja es wurde mit der Zeit groß und stark und lebt heute noch in voller Kraft. Ich kann überhaupt für Kinder den Eichelkaffee mit Milch nicht genug empfehlen". Dieses Lob des Eichelkaffees, besonders bei schwächlichen Kindern, kann ich aus meiner eigenen, vieljährigen Praxis vollauf bestätigen.

11) Auch Prof. Osiander empfiehlt dagegen eine Abkochung von Eichelschalen.

12) Einem jungen Mann, der in Folge gewisser Verirrungen unter anderem vier Jahre lang an Durchfall litt, riet ich außer Diät und Morgenwaschungen des ganzen Körpers (mit Wasser von ca.

18° C), täglich 1-2 Tassen Eichelkaffee ohne Milch zu trinken, und nach kaum vierzehn Tagen war der Durchfall vollständig und dauerhaft verschwunden, obschon dieser junge Mann längst aufgehört hatte, Eichelkaffee zu trinken.

Ähnliche Heilerfolge bei Durchfall erziele ich häufig mit Eichelkaffee und entsprechender Diät sowohl bei Erwachsenen als auch bei Kindern, wenn diese schon 1-2 Jahre alt sind.

Zum Schluss möchte ich noch die außerordentliche, ja geradezu lebensrettende Heilkraft des Eichenrindenabsuds und des Eichelkaffees bei den gefährlichen Darmblutungen Typhuskranker aus eigener Erfahrung rühmend erwähnen.

Im Oktober und November behandelte ich hier in sehr vorsichtiger Weise mit Wassertherapie einen 32-jährigen Mann an einem schweren Unterleibstyphus. Aber trotz der allergrößten Umsicht bei der Ausführung der lauen Halbbäder (24-25° C), in die Patient sehr behutsam hineingesetzt und ebenso wieder herausgenommen wurde, und trotz der ausschließlichen Milchdiät sowie der fortwährend reinen kalten Luft in dem während der ganzen Dauer des Fiebers (4 ½ Wochen) ungeheizten Krankenzimmer, in dem ein Fenster Tag und Nacht oben offen blieb („die Kälte ist der größte Feind des Typhus!" – Zitat von Loh), also trotz all dieser diätetisch-therapeutischen Maßnahmen bekam mein Patient in der dritten Fieberwoche,morgens nach mehrstündig vorausgegangenen brennenden Schmerzen im Leib zweimal kurz nacheinander ziemlich heftige Darmblutungen, worauf die Körpertemperatur, welche sich bis dahin bei 39-40° C und 40,3° C behauptete, auf 38,8° C fiel.

Als mir dieser Vorfall gemeldet wurde, überkam mich ein leiser Schauer, denn „Darmblutungen (bei Typhus) sind immer eine bedenkliche Erscheinung, wenn sie auch nicht eine absolut schlechte Prognose haben." (Dr. Kunze). Sie kommen glücklicherweise nicht häufig vor. – Dr. Lieber zufolge werden sie nur bei 7,3 % und nach Dr. Griesinger sogar nur bei 5,3 % beobachtet – doch ist die Sterblichkeit in den betreffenden Fällen ziemlich hoch.

In seinem Vortrag „*Die Behandlung des Abdominaltyphus*", Seite 35, schreibt der bekannte Dr. von Ziemssen, Direktor der medizinischen Klinik zu München: „Darmblutung ist immer ein sehr unliebsames und prognostisch unbehagliches Ereignis, wenn wir auch unsere Sterblichkeitsverhältnisse im Großen und Ganzen nicht ungünstig nennen können. Wir verloren im Laufe der letzten zehn Jahre nur 25 % unserer Fälle nach Darmblutung, während Dr. Liebermeister 38,6 % und Dr. Griesinger 31,2 % verlorengingen."

Mein Heilplan war hier bald fertig. Unter entsprechender Berücksichtigung aller hierbei in Betracht kommenden kurativen Maßnahmen, die jedem erfahrenen Arzt bekannt sind (wie Aussetzen der Bäder, absolute Körperruhe in der Rückenlage, zeitweise Nahrungsentzug bzw. Einschränkung bis auf ein Minimum, dauernde Anwendung von Kälte auf den Leib etc.), ließ ich meinem Typhuskranken in der Rückenlage bei emporgezogenen Oberschenkeln einen Einlauf (mittels eines Irrigators) von 3-4 Esslöffel voll ganz kalten Eichenrindenabsuds (Dosis: wie in **Anmerkung 5**) machen und ordnete an, solche Bleibeklistiere aus kaltem Eichenrindenabsud bis auf Weiteres täglich morgens und abends in gleicher Weise dem Kranken vorsichtig zu verabreichen.

Außerdem ließ ich ihm am ersten Tag (nach der Darmblutung) kalten Eichelkaffee ohne Milchzusatz sowie Zitronenwasser je einen Esslöffel voll in stündlichem Wechsel reichen.

Am zweiten Tag dagegen gestattete ich ihm schon, stündlich einen Esslöffel voll kalten Eichelkaffees, der zur Hälfte mit Milch vermengt war, und am dritten Tag stündlich zwei Esslöffel voll unverdünnter Milch zu genießen. Es trat während dieser dreitägigen Kur eine vollständige Stuhlverstopfung ein, während der Patient bis zum Eintritt der Darmblutungen fast während der ganzen

Fieberzeit innerhalb von 24 Stunden nur meistens 3-4 dünne, erbsensuppenartige Entleerungen hatte.

Infolgedessen setzte ich nun am Abend des dritten Tages die Bleibeklistiere aus und ließ ihm in der folgenden Nacht eine Darmspülung (mittels eines Irrigators) von ¼ Liter Wasser machen, worauf zu meiner und des Patienten großen Freude blutfreier Stuhl erfolgte. Von nun an genoss der Patient wieder sein bisheriges tägliches Quantum Milch (ungefähr zwei Liter oder mehr, entweder rein oder mit darin gekochtem Sago), aber in etwas kleineren Portionen.

Wein trank er während der ganzen Fieberzeit drei verschiedene Male nur ungefähr 3-4 Esslöffel voll, als sich beunruhigende Symptome von Herzschwäche zeigten. Die Entfieberung erfolgte, wie schon bemerkt, erst Mitte der fünften Woche. Nicht unerwähnt möchte ich lassen, dass ich mich in vorliegendem Krankheitsfall wegen der sich bemerkbar gemachten Symptome von Herzschwäche leicht entschließen konnte, den Ansichten der großen Kliniker Felix von Niemeyer und von Ziemssen zu folgen, welche bei Darmblutungen Typhuskranker absoluten Nahrungsentzug für einige Tage dringend empfehlen.

Von Niemeyer schreibt diesbezüglich (*Lehrbuch der Pathologie und Therapie*, 8. Aufl., 1871, 2. Band, S. 674):

„Die Kranken dürfen dabei gegen den heftigen Durst in kurzen Abständen kleine Portionen Eiswasser und kleine Stückchen Eis verschlucken, aber man muss ihnen alle Nahrungsmittel für einige Tage entziehen“, und Dr. von Ziemssen äußert sich hierüber in gleichem Sinn in seinem oben gedachten Vortrag.

Er schreibt: „Sofort mit dem Beginn der Darmblutung wird jede Nahrungszufuhr, jedes Medikament, die Bäder, jede Bewegung des Körpers ausgesetzt. Der Durst darf nur durch Eiswürfel gestillt werden.

Der Erfolg bewies aber auch die Richtigkeit meiner Behandlung. Hätte ich den Patienten drei Tage hindurch ohne jegliche Nahrung gelassen, wer weiß, ob er nicht in Folge der sichtlich zunehmenden Herzschwäche zugrundegegangen wäre. – Eher ja als nein, wie die von Dr. von Ziemssen angeführte Sterblichkeitsstatistik dieser Fälle beweist!

Erst drei Wochen nach der völligen Entfieberung (gerechnet von dem Tag an, wo die Körpertemperatur auch in den Nachmittags- und Abendstunden nicht mehr als 37° C betrug) durfte der Patient das Bett verlassen. Er erholte sich sehr rasch und ist seitdem trotz seines schweren Berufs gesund geblieben. Ich verbot ihm den Genuss von Brot und dergleichen harten Nahrungsmitteln noch für die Dauer eines Vierteljahres.“

Bromberg, im Januar 1897
Leopold Großberger.

Anhang 1:

Arnaldus von Villanova:

Abhandlung von der Eiche und ihren Heilkräften

Die nachfolgende Abhandlung über die Heilwirkungen der Eiche und ihrer Mistel entstammt einer spätmittelalterlichen Sammelhandschrift, die der anonyme Schreiber im Jahr 1474 beendete. [10]

In weiten Teilen ist der Text identisch mit einer heilkundlichen Eichenrezept-Zusammenstellung, die dem berühmten katalanischen Arzt Arnaldus von Villanova (ca. 1235-1311)[11] zugeschrieben wird. Daher veröffentlichen wir ihn an dieser Stelle auch unter dessen Namen.

Weil Zwierlein diese Abhandlung bereits ganz zu Anfang seines Buches erwähnt, haben wir sie hier als Ergänzung zu seinen Ausführungen beigefügt. Abgesehen von einigen wenigen zeittypisch kuriosen und religiös motivierten Passagen ist nämlich das Besondere an Villanovas Schrift, dass sich darin bereits fast alle Anwendungsbereiche von Eichenprodukten zu Heilzwecken beschrieben finden, die auch Zwierlein und seine späteren

---

[10] Cod. Hist. Nat. 42, Bl. 37 ff., Niedersächsische Staats- und Universitätsbibliothek Göttingen.

[11] Ausführliche Informationen über diese interessante Persönlichkeit findet man in: Daniel Hornfisher: *Arnaldus von Villanova, oder: Die Weisheit der Phantome*, in: Arnaldus von Villanova, *Chymische Schriften*, Gaggenau 2010, S. 13-47.

Bearbeiter schildern und die auch die moderne Wissenschaft bestätigt. Selbst Anklänge an den Einsatz von Eichenmistel bei Krebserkrankungen, wie sie durch die anthroposophische Medizin populär gemacht wurden, kann man darin entdecken.

Der Text wurde entnommen aus: Dr. Joachim Telle: *Altdeutsche Eichentraktate aus medizinischen Handschriften*, Sonderdruck aus: „*Medizin im mittelalterlichen Abendland*“, (S. 297-323, Darmstadt 1982). Wir haben ihn aus dem Frühneuhochdeutschen in die heutige Sprache übertragen. Der knappe, prägnante Stil wurde dabei beibehalten, um dem Charakter des Originals so weit wie möglich gerecht zu werden.

Hier folgt die Wirkung der Eichenmistel:

1. Wer die Rinde pulverisiert und nüchtern in Branntwein einnimmt, der wird von allen Fiebern geheilt.

2. Rinde und Blätter der Eichenmistel pulverisiert und dann morgens und abends in gutem Wein getrunken, vertreiben die Gelbsucht und das Kot-Erbrechen sowie das Grimmen im Leib. Auch die Schwindsucht, von der die Menschen abzehren und verdorren.

3. Das Pulver morgens genommen, vertreibt den Schwindel im Kopf.

4. Wem das Halszäpfchen anschwillt, der esse die pulverisierten Mistelblätter, dann vergeht es, wenn man dies nüchtern tut.

5. Auch wenn die Leber fault oder schmerzt, da nehme man Eichenmistelpulver in etwas gutem Wein, dann wird man gesund.

6. Wer Durchfall[12] hat, der nehme Rinde und Holz der Eichenmistel, pulverisiert in gutem Wein (Rheinwein oder italienischem Wein), auch die Dotter eines hartgekochten Eis darein getan, und diesen Wein morgens nüchtern und sehr warm getrunken.

---

[12] Es könnten auch Blutungen oder Hämorrhoiden gemeint sein.

7. Auch wer die Würmer im Leib hat, esse das Pulver nüchtern und streue es auf sein Essen, so sterben sie ab.

8. Auch gegen das Rheuma trink das Pulver nüchtern in Wein, so vergeht es dir.

9. Eine Frau, die gebären will, der soll man das Pulver morgens in Wein eingeben im Namen des Kreuzes Christi, der am Holz die ganze Welt erlöst hat, der erlöst die Frauen. Dann kommt sie sanft nieder. Wen man es einer Frau gibt, deren Kind tot im Leibe ist, dann wird sie davon erlöst.

10. Wenn man es einem Kind in Mus oder in Muttermilch gibt, dann hilft es gegen Aufregung und gegen die Epilepsie. Das ist versucht und bewährt!

11. Einem Kind, dem man das Pulver nüchtern in Wein oder Wasser gibt drei Morgen hintereinander, wenn es jünger als sieben Jahre alt ist, das wird niemals Epilepsie bekommen und ist davor sicher.

12. Wer Eichenmistel an der rechten Hand bei sich trägt, so dass sie die Hand berührt und drei Vormittage das Pulver einnimmt, das vertreibt die Epilepsie, und du bist davor sicher, weil dich die Mistel berührt.

13. Pulverisierte Eichenmistel in Bibernellwasser (= Tee oder alkoholisches Destillat) gekocht, ist gut gegen Wassersucht (eventuell Frostbeulen) und Blutansammlungen, die durch Erfrierungen kommen.

14. Es ist auch gut, wenn man es bei drei- oder viertägigem Fieber trinkt.

15. Das Pulver ist auch gut für die Milz und hilft gegen Übelkeit und die Schmerzen im Magen, und es ist auch gut für den Kopf, und es kräftigt das Herz, wenn man es morgens in Wein einnimmt. Auch ist es gut bei körperlicher Hinfälligkeit. Es bringt nur Nutzen und keinen Schaden, wenn man es morgens nüchtern zu sich nimmt.

16. Die Eichelhütlein, aus denen die Samen fallen: Ihr Pulver ist gut bei schlechter Verdauung und Übelkeit. Auch wenn Eiter im Magen ist, räumt es den Schleim hinfort und macht, dass die Speisen gut verdaut werden.

17. Die pulverisierten Eichenblätter sind gut gegen alle Leberkrankheiten, wenn man sie morgens nüchtern in Wein oder Salbeiwasser (= Tee oder alkoholisches Destillat) einnimmt. Mit Wein eingenommen sind sie gesund für den Kopf. Sie machen gute Verdauung, wenn man die Mischung abends trinkt. Auch sind sie gesund für den Magen und helfen bei schwerer Verdauung, wenn man sie morgens in Wein einnimmt und abends zusammen mit Zimt ein Brot darein tunkt. Eichenblätterpulver zerbricht Nieren- und Blasensteine, in Erdbeerwasser (= Tee oder alkoholisches Destillat) eingenommen. Dabei soll man in einem Wasserbad sitzen und dies drei Mal in der Woche wiederholen. Sonst auch abends und morgens jeweils 3 Löffel davon eingenommen, wenn darin ½ Quentlein Blätterpulver ist. Das vertreibt den Stein ohne Probleme und Schmerzen.

18. Das Eichenblätterpulver ist gut gegen die Pestilenz, wenn man es morgens nimmt, bevor man das Haus verlässt. Wenn man es abends nimmt, vertreibt es alle Gifte. Hat man aber bereits die Pestilenz, so ist es besser als alle anderen Arzneien.

19. Auch ist das Pulver gut bei frischen Wunden, wenn man es darauflegt. Das Pulver mit Eiweiß vermischt und auf Geschwüre gelegt, wo sie auch seien, so vertreibt und heilt es sie.

20. In der Woche ein Eichenblatt gegessen, dann wird einem der Mund nicht stinkend werden.

21. Das Pulver von Eichenblättern soll man so machen: Man soll sie Mitte August ernten, trocknen und kleinstoßen. Zu zehn Lot dieses Pulvers soll man 2 Lot Zimt, 2 Lot Kalmus und 1,5 Lot Bibernell nehmen, alles gut zerstoßen und dann vermischen. So hast du die Kräfte des Eichenbaums und seiner Früchte.

22. Wer Eichenrinde zu Pulver brennt und das mit Weinbrand mischt und einnimmt, der vertreibt damit das ein,- zwei- oder dreitägige (Wechsel)-Fieber.

23. Es vertreibt auch die Gelbsucht und den Schwindel sowie die Schwindsucht, und es ist gut gegen alle Ödeme, die dem Menschen in die Glieder gehen.

24. Kaiser Konstantin sagt von der Eichenmistel: Eine Frau, welche sie bei sich trägt, wenn sie niederkommt, findet Genesung bei allen Be-

schwerden, und ihr Kind erkrankt niemals an der Epilepsie.

25. Als König David eine Frau stürzen sah, die an Epilepsie litt, da bat er unseren lieben Herrn, dass er ihm kundtue, was dagegen hilft. Da sprach der Engel zu ihm: „Wer Eichenmistel an einem Finger der rechten Hand hat, so dass die bloße Haut berührt wird, der wird nie wieder an Epilepsie leiden."

26. Wem das Halszäpfchen angeschwollen ist, der soll Eichenmistel nüchtern essen, so gesundet er.

27. Wem die Leber zu faulen beginnt, der soll Eichenmistel pulverisieren, mit Wein mischen und nüchtern einnehmen, dann gesundet er.

28. Gegen die Würmer im Bauch soll man die Blätter oder die Rinde pulverisiert einnehmen, dann sterben sie von Stund an.

29. Daher berichtet Albertus Magnus, dass zu Köln ein Herr krank war, der hatte sein ganzes Hab und Gut für Ärzte ausgegeben, aber niemand konnte ihm helfen. Als er schon in Todesnot lag, da kam ein alter Jude und gab ihm pulverisierte Eichenblätter mit ein wenig Zucker vermischt und machte ihn damit am selben Tag gesund, obschon er doch im Sterben lag.

30. Die Wundärzte gebrauchen nichts anderes als Eichenblätter bei Wunden der Kniescheiben aufgelegt, ebenso bei anderen Krankheiten wie Krebs, Blattern und Erysipel. Wenn man mit

Wasser ein Bad davon bereitet, so heilt es Ödeme und den Aussatz.

31. Wer jede Woche nur ein einziges Eichenblatt isst, dem stinken Mund und Zähne nicht, und dem fault das Zahnfleisch nicht. Es hilft auch bei Rheuma, Nasen- und Ohrenflüssen.

32. Dies wissen die Ärzte sehr wohl über die Wirkungen, wenn man die Eichenblätter isst und bei sich trägt, und sie versuchen das bei anderen Menschen schlechtzumachen, damit man diese Heilkräfte nicht erfährt, und sie lügen deswegen und sagen, dass es wirkungslos sei.

33. Darum glaube diesen wahrhaften Erfahrungen über die Wirkung des Baums und seiner Blätter, dass man damit alle Seuchen und Gebrechen innerlich und äußerlich heilen kann, ohne allen Zweifel!

34. Wo eine Eichenmistel in einem Haus ist, da können weder Donner noch Blitz dem Hause schaden.

35. Wer Eichenmistel nimmt, dem hilft sie gegen beginnenden Aussatz.

36. Wer Eichenmistel mit Wein einnimmt, hilft damit allen Körpergliedern und erfrischt und stärkt sie damit. Das verbessert auch das Augenlicht und das Gehör. Nüchtern eingenommen hilft es gegen Trunkenheit.

37. Nun folgen die Wirkungen des Eichenbaums, seinen Früchten und Blättern. Zuerst von den Eigenschaften des Baums:

38. Die alten Heiden empfingen Orakel ihrer Götter von diesem Baum, darum hassen ihn die Dämonen.

39. Wo man Eichenholz verbrennt, da fliehen die Dämonen vor dem Rauch. Daher rächen sie sich oft und hart mit Donner, Blitz und Hagel an dem Baum, mehr als an allen anderen Bäumen.

40. Die Juden ehren den Baum sehr, denn Abraham, ihr Stammvater, stand unter einer Eiche, als er Gott in seiner heiligen Dreifaltigkeit erkannte in den drei Engeln, die Gott ihm sandte und die ihm verkündeten, dass Christus aus seinem Stamm geboren werden sollte, zum Heil aller Welt. Daher graust es den Dämonen vor diesem Baum.

41. Seine Früchte heißen: Eicheln, Fruchtbecher, Galläpfel und Eichelschalen.

42. Eichelpulver ist gut gegen Durchfall und gegen Blähungen, Bauch- und Eingeweideschmerzen sowie gegen Nieren- und Blasensteine.

43. Eichelpulver ist gut für alle Bettlägerigen.

44. Die Fruchtbecher der Eicheln sind gut gegen Cholera sowie gegen Übelkeit und Erbrechen. Sie verzehren auch überschüssige Feuchtigkeit im Körper aufgrund ihrer Trockenheit.

45. Schweinefleisch von Tieren, die mit Eicheln gemästet wurden, ist das beste und gesündeste.

46. Eicheln zu essen ist gut bei Darmvorfällen und bei zu starker Menstruation.

47. Die Tinte, die man aus Eichengalläpfeln macht, verwischt weder noch fault sie.

48. Vom Eichensaft: Ihr sollt wissen, dass die Ärzte viel damit vollbringen. Man macht daraus eine Salbe gegen Lähmungen und Fisteln.

49. Von den Eichenblättern: Aus den Blättern und Rinden wird ein Wasser destilliert, das hilft bei den drei Beschwerden: Ruhr, Durchfall und Darmkrankheiten. Die Blätter helfen auch bei zu starker Menstruation.

50. Das Pulver von Eichenblättern ist gut gegen Blutspucken.

51. Eichenblätter sind auch gut für das Herz und bei Leber- und Milzverstopfung. Auch bei Übelkeit, Kopfschmerzen, Magen- und Eingeweideschmerzen. Sie vertreiben alle inwendigen Schmerzen. Sie zerbrechen auch Blasen- und Nierensteine.

52. Von der Empfängnis der Frauen: Unfruchtbaren Frauen helfen die Blätter, wieder gebären zu können.

53. Sie bekommen Menschen in jedem Alter, egal ob Mann oder Frau, und man kann sie ständig genießen. Sie sind die höchste, beste und nützlichste Arznei. In ihnen sind die Kräfte aller Arzneien. Wer sie bei sich trägt, der wird nicht lange erkrankt sein und leicht wieder gesund.

Etwas später in dieser Handschrift findet man noch einen weiteren Abschnitt, der auch die Heilkräfte der Eichenmistel beschreibt. Man kann ihn auf 1478-1480 datieren:

Von der Heilkraft der Eichenmistel:

Wer die Rinde pulverisiert und in Branntwein einnimmt, vertreibt allerhand Fieber und Beschwerden der Adern, wie man sie auch nennen mag. Es ist auch gut gegen Epilepsie. Man soll die Mistel dann in der rechten Hand tragen, so dass sie das bloße Fleisch berührt. Gegen den Aussatz soll man Eichenmistel essen. Sie vertreibt auch die Gelbsucht und den Schwindel. Sie vertreibt auch die Krankheit, die man Schwindsucht nennt, bei der die Menschen schwinden und verdorren. Sie ist auch gut gegen Gelenkentzündungen, die den Menschen in die Glieder gehen. Sie hilft auch gegen die Epilepsie, die aus dem Zorn entspringt. Eine Frau, die sie bei sich trägt und nutzt, wenn sie gebären soll, so wird sie das ohne Schwierigkeiten tun, und das Kind wird nicht an Epilepsie erkranken. Wem das Halszäpfchen anschwillt, der soll die Blätter nüchtern essen. Wenn man keine Blätter hat, kann man auch die Rinde nehmen. Wem die Leber fault, der soll die Mistel stoßen und nüchtern in Wein einnehmen, so wird man geheilt. Wer Durchfall hat, der soll die Mistel in Wein sieden und mit einem harten Eidotter vermischen und trinken, dann gesundet er. Wer die Mistel ständig am Leib trägt, der erkrankt niemals an der Fallsucht. Wer Würmer hat, der soll die Blätter oder die Rinden essen, davon sterben sie sofort. Wer die Krankheit hat, die man Rheuma nennt, soll Mistel (-tee) trinken. Ein Kind, das jünger als sieben Jahre ist und von der Eichenmistel isst, das erkrankt nicht an Epilepsie. Eine Frau, die ihre Menstruation nicht hat, die nehme Eichenmistel, stoße sie klein und trinke das Pulver in Met. Welche Frau aber zu starke Menstruation hat, die trinke das Pulver in Wein, so wird sie gesund.

In einer anonymen Handschrift des späten 19. Jahrhunderts, welche sich im Besitz der *Edition Aesculap* befindet, entdeckt man das nachfolgende Rezept, das diesen Anhang beschließen soll. In gedruckter Form existiert es in verschiedenen volksmedizinischen Büchern aus demselben Zeitraum. Selbstverständlich soll damit keine Anleitung zu einem Baumfrevel gegeben werden. Wenn jedoch eine Eiche ohnehin gefällt werden muss, könnte man im Rahmen der jeweiligen gesetzlichen Bestimmungen den Eichensaft auf die geschilderte Weise daraus gewinnen:

Ein hohes Alter zu erreichen:

Eine starke, gesunde Eiche gräbt man im Herbst zur Tag- und Nachtgleiche an der Wurzel aus. Diese wird angebohrt, ein Zapfrohr eingeschlagen, verdeckte Krüge darunter gestellt, und man füllt alles wieder mit Erde auf. Im Frühjahr gräbt man die Krüge wieder aus und findet sie voller Eichensaft. Dieser wird durch ein Tuch geseiht. Von diesem Saft jeden Morgen einen Löffel voll eingenommen, macht stark, gesund und langlebend. Der Baum aber stirbt ab.

Anhang 2: Rezepte zur innerlichen und äußerlichen Anwendung

Eichenrindentee bei Durchfall:

1 gehäufter Teelöffel Eichenrinde wird mit 1 Tasse kochendem Wasser überbrüht. Den Tee 10 Minuten lang ziehen lassen, dann abfiltern. Bei Durchfall täglich bis zu 3 Tassen davon lauwarm trinken.

Eichenrinden-Fußbad bei Fußpilz:

500 Gramm Eichenrinde werden mit 4 Liter kochendem Wasser übergossen und bei kleiner Flamme 15 Minuten lang köcheln gelassen. Anschließend abseihen. Bei Fußpilz oder Schweißfüßen 5 Minuten lang die Füße in dem heißen Eichenrindensud baden, anschließend 5 Sekunden in kaltem Wasser. Diese Prozedur wird widerholt. Dann tupft man die Füße trocken.

Eichenrindentinktur gegen Entzündungen:

In einem Schraubdeckelglas wird 1 Esslöffel Eichenrinde mit ¼ Liter Schnaps übergossen. Die

Tinktur 2 Wochen lang an einem warmen Ort oder an der Sonne ziehen lassen. Täglich mindestens einmal gut schütteln, dann die Tinktur in eine dunkle Flasche abfiltern. Zum Gurgeln bei Halsenzündungen 1 Esslöffel der Mischung in ein Glas lauwarmes Wasser geben. Mit dieser Mischung kann man auch Kompressen herstellen, die man auf juckende oder entzündete Hautstellen legt.

Anhang 3:

ALTE GEWICHTSEINHEITEN:

1 Lot: ca. 15 Gramm.
1 Quent (Quint): ca. 3 ¾ Gramm.
1 Skrupel (Scrupel): ca. 1 ¼ Gramm.
1 Drachme: ca. 3,75 g.
1 Gran: ca. 0,06 g

OAKIE DOKIE EICHENMUNDWASSER

Das einzigartige Eichenmundwasser mit wertvollen, natürlichen Eichenblatt- und Rindenauszügen für festes Zahnfleisch und frischen Atem.

Oakie Dokie enthält Eichenextrakt und Eichenpulver, Meersalz, Spagybase, die einmalige spagyrische basische Salzmischung nach Arnaldus von Villanova, Xylit sowie hochwertige Auszüge aus Salbei, Nelke, Kardamom und Myrrhe.

Ein kostbarer Schatz uralten Kräuterwissens für die tägliche Mundpflege.

Erhältlich bei:

Kräuterversand Schulten
Karnacksweg 38
D-58636 Iserlohn
Fon/Fax: 02371-689852